看護師特定行為研修
共通科目テキストブック

Specific Act Practice

特定行為実践

序文

　本書は，2015年にスタートした「看護師特定行為研修」に関するテキストブックシリーズである。

　ご承知のように，「看護師特定行為研修」が開始されたのは，予想以上の速度で進展する少子・超高齢社会に起因している。高齢者が増え，若い世代が減り続けている状況で日本の国民皆保険制度を守るためには，在宅でも適切な医療を受ける体制が必要であり，その担い手として，特定行為研修を積んだ看護師に，医師や歯科医師に代わって診療の補助を認めたのである。本書は，その「特定行為研修」の中で最重要と考えられる「多職種協働」「関連法規」「手順書の作成」「研修の活用と実践」を取り上げている。

　ところで，日本語は難しいもので，本書のタイトルに「特定行為実践」とあるが，「実践」よりも「実戦」が適切ではないだろうか？　いったん，そう考え始めると，そうかもしれないと思えてくるから不思議だ。

　試しにインターネットの用語解説用のサイトで調べると，「実践」は「実際に行うこと・理念や方針があってそれを行うこと」であり，「実戦」は「実際に戦うこと」とある。やはり，「実践」が正しいようだ。

　ただし，いささかこじつけになるけれど，「看護師特定行為研修」が，進展する少子・超高齢社会において日本が世界に誇る国民皆保険制度を守るための制度とするならば，この新しい制度は日本の未来を賭けた国を挙げた戦いの一環であると言えなくもない。つまり，「特定行為実践」はまた，「特定行為実戦」の面も有しているのである。本書の読者には，そんなことも頭に置いていただければ嬉しい。

　本書を手に取った読者の多くが，新制度の担い手として活躍されることを心から願ってやまない。

2019年5月

北村　聖

目次 CONTENTS

特定行為実践

第1章 看護師特定行為研修とは？
① 制度創設の目的，背景とその経緯 …………………………………………… 8
② 特定行為研修とは？ …………………………………………………………… 12
③ 指定研修機関 …………………………………………………………………… 16

第2章 多職種協働実践を学ぶ
① チーム医療の理論 ……………………………………………………………… 36
② チーム医療の事例検討 ………………………………………………………… 39
③ コンサルテーションの方法 …………………………………………………… 53

第3章 特定行為実践のための関連法規を学ぶ
① 特定行為関連法規 ……………………………………………………………… 60
② インフォームド・コンセントの理論と演習 ………………………………… 64

第4章 手順書の作成過程を学ぶ
① 手順書の位置づけ ……………………………………………………………… 72
② 手順書の作成演習 ……………………………………………………………… 74

特定行為研修の活用と実践過程の構造

① 特定行為の実践過程の構造 …………………………………………………… 80
② アセスメント，仮説検証，意思決定の理論 ………………………………… 81
③ アセスメント，仮説検証，意思決定の演習 ………………………………… 83
④ 特定行為研修のアウトカム …………………………………………………… 91

索　引 …………………………………………………………………………… 96

編集者と執筆者

編　集	北村　聖	公益社団法人地域医療振興協会 地域医療研究所
	宮本千津子	東京医療保健大学千葉看護学部
	大西　淳子	東京医療保健大学千葉看護学部

執筆者（執筆順）

第1章	宮本千津子	東京医療保健大学千葉看護学部
	大西　淳子	東京医療保健大学千葉看護学部
第2章	大西　淳子	東京医療保健大学千葉看護学部
	吉田　奏	聖路加国際病院麻酔科／聖路加国際大学大学院周麻酔期看護学
	両田美智代	新渡戸記念中野総合病院看護部
	山下　由香	千葉大学大学院看護学研究科博士後期課程
第3章	北村　聖	公益社団法人地域医療振興協会 地域医療研究所
第4章	関根　信夫	JCHO東京新宿メディカルセンター
	野月　千春	JCHO東京新宿メディカルセンター
	大西　淳子	東京医療保健大学千葉看護学部
第5章	宮本千津子	東京医療保健大学千葉看護学部
	大西　淳子	東京医療保健大学千葉看護学部
	吉田　奏	聖路加国際病院麻酔科／聖路加国際大学大学院周麻酔期看護学

第 1 章

看護師特定行為研修とは？

① 制度創設の目的，背景とその経緯

② 特定行為研修とは？

③ 指定研修機関

① 制度創設の目的，背景とその経緯

制度の目的

　日本は少子高齢社会を迎え，医療サービスを必要とする人の割合が増加の一途を辿っている。これに伴い，医療者や医療費といった医療資源は相対的に不足し，このままでは安全で質の担保された医療提供の継続は困難な状況となっている。

　このようななか，人々に必要なサービスを適切なタイミングで届けるために，常に患者のそばにいることができる看護師に高い期待が寄せられ，これまで医師からの患者を特定した指示がなければ行えなかった行為であっても，一定の研修を受けた看護師であれば医師の判断を待たずに診療の補助行為を行うことができるという看護師特定行為研修の制度が検討され，開始されることとなった。

　厚生労働省はこの研修制度の目的について「看護師が手順書により行う特定行為を標準化することにより，今後の在宅医療等を支えていく看護師を計画的に養成すること」と説明している（平成27年医政発0317第1号）。

特定行為の内容

　特定行為の内容については厚生労働省が具体的に定めており（表1），2019年5月現在，21区分38行為が存在している。

　これによると，特定行為研修を修了した看護師は医師の指示がなくても，事前に医師と看護師の間で手順書を取り決めていれば，患者に対して特定行為を行うことができる。たとえば，脱水状態となることが予測される患者Aさんの場合（図1），研修受講前は，看護師がAさんの脱水の可能性を疑った場合，医師に報告し，医師からの指示を受けてからAさんに点滴を実施する。しかし，研修受講後は，脱水が生じていない段階から医師が手順書によりAさんの脱水に対して点滴を実施するよう手順書で看護師に指示を出す。その後，看護師がAさんの脱水の可能性を疑った場合，手順書に示された病状の範囲内であれば手順書に沿って点滴を実施し，その後で医師に報告する。なお手順書については，第4章（74頁～）で説明する。

　このように，これまで看護師が診療の補助を行う際には主治医の指示が必要だった。しかし，特定行為研修を受けた看護師が特定行為をする際には，その都度医師等の指示を得る必要はなく，事前に取り決めた手順書に従って特定行為を実施し，後から医師等に報告をすることが可能になる。

① 制度創設の目的，背景とその経緯

表1　特定行為及び特定行為区分（21区分38行為）

特定行為区分の名称	特定行為
呼吸器（気道確保に係るもの）関連	経口用気管チューブ又は経鼻用気管チューブの位置の調整
呼吸器（人工呼吸療法に係るもの）関連	侵襲的陽圧換気の設定の変更
	非侵襲的陽圧換気の設定の変更
	人工呼吸管理がなされている者に対する鎮静薬の投与量の調整
	人工呼吸器からの離脱
呼吸器（長期呼吸療法に係るもの）関連	気管カニューレの交換
循環器関連	一時的ペースメーカの操作及び管理
	一時的ペースメーカリードの抜去
	経皮的心肺補助装置の操作及び管理
	大動脈内バルーンパンピングからの離脱を行うときの補助の頻度の調整
心嚢ドレーン管理関連	心嚢ドレーンの抜去
胸腔ドレーン管理関連	低圧胸腔内持続吸引器の吸引圧の設定及びその変更
	胸腔ドレーンの抜去
腹腔ドレーン管理関連	腹腔ドレーンの抜去（腹腔内に留置された穿刺針の抜針を含む。）
ろう孔管理関連	胃ろうカテーテル若しくは腸ろうカテーテル又は胃ろうボタンの交換
	膀胱ろうカテーテルの交換
栄養に係るカテーテル管理（中心静脈カテーテル管理）関連	中心静脈カテーテルの抜去
栄養に係るカテーテル管理（末梢留置型中心静脈注射用カテーテル管理）関連	末梢留置型中心静脈注射用カテーテルの挿入
創傷管理関連	褥瘡又は慢性創傷の治療における血流のない壊死組織の除去
	創傷に対する陰圧閉鎖療法
創部ドレーン管理関連	創部ドレーンの抜去
動脈血液ガス分析関連	直接動脈穿刺法による採血
	橈骨動脈ラインの確保
透析管理関連	急性血液浄化療法における血液透析器又は血液透析濾過器の操作及び管理
栄養及び水分管理に係る薬剤投与関連	持続点滴中の高カロリー輸液の投与量の調整
	脱水症状に対する輸液による補正
感染に係る薬剤投与関連	感染徴候がある者に対する薬剤の臨時の投与
血糖コントロールに係る薬剤投与関連	インスリンの投与量の調整
術後疼痛管理関連	硬膜外カテーテルによる鎮痛剤の投与及び投与量の調整
循環動態に係る薬剤投与関連	持続点滴中のカテコラミンの投与量の調整
	持続点滴中のナトリウム，カリウム又はクロールの投与量の調整
	持続点滴中の降圧剤の投与量の調整
	持続点滴中の糖質輸液又は電解質輸液の投与量の調整
	持続点滴中の利尿剤の投与量の調整
精神及び神経症状に係る薬剤投与関連	抗けいれん剤の臨時の投与
	抗精神病薬の臨時の投与
	抗不安薬の臨時の投与
皮膚損傷に係る薬剤投与関連	抗癌剤その他の薬剤が血管外に漏出したときのステロイド薬の局所注射及び投与量の調整

（厚生労働省ホームページ：http://www.mhlw.go.jp/stf/seisakunitsuite/bunya/0000077098.htmlより引用）

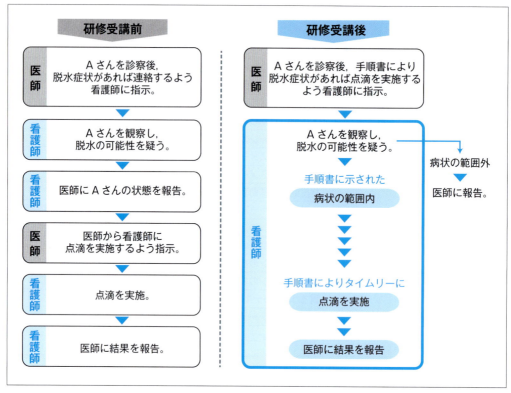

図1　特定行為の実施の流れ
（厚生労働省「リーフレット・「特定行為に関する看護師の研修制度が始まります」（医療関係者の皆さまへ）
https://www.mhlw.go.jp/file/06-Seisakujouhou-10800000-Iseikyoku/0000128788.pdfより引用）

制度創設の経緯

　看護師特定行為研修制度の設置のきっかけとなったのは，2009年（平成21年）8月に発足した「チーム医療の推進に関する検討会」であった。この検討会の報告書の中で看護師は「チーム医療のキーパーソン」と位置づけられ，医療の場での役割拡大の可能性について示唆されている。

　その後の2010年（平成22年）5月からは「チーム医療推進会議」と，その下部組織として「チーム医療推進のための看護業務検討ワーキンググループ」が設置され，3年以上にわたって具体的な検討が行われた。この間に，さまざまな立場の団体や個人が多くの意見を述べ，議論が行われた。

　その過程で，特定行為研修を修了した看護師が実施するのは医行為ではなく，診療の補助行為であるということ，また本制度ができたことによって，これまで看護師が実施していた看護業務が縮小されるわけではないことなどが確認されていった。

　その後，国会での審議を経て2014年（平成26年）6月に「地域における医療及び介護の総合的な確保を推進するための関係法律の整備等に関する法律（平成26年法律第83号）」が成立した。

① 制度創設の目的，背景とその経緯

制度創設の社会的背景

　本制度設置の背景には，社会の少子高齢化がある。2025年に日本の団塊世代のすべてが75歳以上になる。日本では今現在，子どもの人口が少ないため，これからはこれまでよりも少ない「若い世代」が高齢者を支える時代を迎える。

　このような状況下で大きな課題となっていることのひとつが国民皆保険制度である。日本では国民皆保険制度が採用されており，他国と比べると全国統一の安価な料金で高い水準の医療を受けることができる。医療費は，健健康保険料からその多くが支払われているため，医療を必要とする人の負担は低く抑えられている。なお，現在では健康保険料だけでは医療費のすべてをまかないきれないため，税金で不足分を補填している。

　このような国民皆保険制度を，高齢者の比率が増え続けている社会で維持していくには，支出である医療費をこれまでよりも減らす必要がある。そのための対策が地域完結型医療である。医療費のかかる病院での入院を短縮し，なるべく在宅で療養できるようにすれば，医療費を減らすことができる。そのため，ある程度治療が進んだ患者は疾患が完治する前に退院し，外来治療に切り替えられるようになった。その結果，入院中の患者は以前と比べて重症者の割合が増え，また，退院した後も継続的に医療を必要とする人が増えた。入院中の患者の医療的ケアの必要度は増加し，外来患者（つまり，地域で暮らす人）のなかにも抗がん剤治療やリハビリなどを受け続けている人が増えた。入院患者数や外来患者数に大きな変化がなくとも，それぞれの医療依存度は確実に上昇しており，必要とするケアのバリエーションも拡大している。またこれらの社会的状況に医療技術の進歩もあいまって，提供すべきケアの専門分化も進んでいる。

　そのため，地域完結型医療においてはさまざまな医療従事者が高い専門性を発揮しつつ，連携して医療を提供することが求められる。そのような状況下で看護師に期待されている役割として，患者の状態を見極め，その状態に応じた適切なケアを速やかに提供することがある。

　そこで，2014年（平成26年）に「地域における医療及び介護の総合的な確保を推進するための関係法律の整備等に関する法律（平成26年法律第83号）」が成立し，保健師助産師看護師法の一部が改正された。これによって，「医師又は歯科医師の判断を待たずに，手順書により，一定の診療の補助（たとえば脱水時の点滴（脱水の程度の判断と輸液による補正）など）を行う看護師を養成」できるようになり，厚生労働省が指定した行為について規定の研修を受けることで，医師の事前の指示（手順書）がある場合に限り，その医師の事前指示の範囲内で看護師が判断して診療の補助行為を実施できるようになった。

第1章

第1章　看護師特定行為研修とは？

② 特定行為研修とは？

基本理念

　厚生労働省の通知では，特定行為研修の基本理念は「チーム医療のキーパーソンである看護師が，患者及び家族並びに医師及び歯科医師その他の関係者から期待されている役割を十分に担うため，医療安全に配慮し，在宅を含む医療現場において，高度な臨床実践能力を発揮できるよう，自己研鑽を継続する基盤を構築するものでなければならない」となっている。

　ここでは看護師をチーム医療のキーパーソンとして位置づけている。看護師が特定行為を実践する場は病院に限らず訪問看護や施設での看護なども含んでいる。また，この研修によって特定行為を実践できる能力を身につけることに加えて，特定行為研修を終了した後にも自己研鑽を続けることができるような専門職としての基盤が形成できるような研修であることが求められている。

研修の構成と受講方法

　特定行為研修は共通科目と区分別科目で構成されており（図2），いずれも学ぶべき事項や時間数，研修方法（講義・演習・実習），評価方法（筆記試験・各種実習の観察評価）について指示されている（表2）。

　共通科目はすべての特定行為区分に共通する能力の向上を図るための研修であるため，特定行為研修を受講するすべての人が共通して学ばなければならない科目である。一方で，区分別科目は研修受講者自身の該当する特定行為区分のみ受講すればよく，特定行為区分ごとに内容や時間数が異なる。

　2019年5月現在，区分別科目は21の区分別科目の中から，研修受講者自身が選択をする。区分別科目によっては1つの特定行為から構成されるものもあるが，複数の特定行為が含まれる

```
┌─────────────────────────────────────────────────┐
│  「共通科目」                  ＋  「区分別科目」          │
│  すべての特定行為区分に共通するものの    特定行為区分ごとに異なるものの │
│      向上を図るための研修              向上を図るための研修     │
└─────────────────────────────────────────────────┘
```

図2　特定行為研修の構成
（厚生労働省ホームページ：http://www.mhlw.go.jp/stf/seisakunitsuite/bunya/0000077114.htmlより引用）

② 特定行為研修とは？

表2　共通科目のカリキュラム

科目	学ぶべき事項	時間数	研修方法	評価方法
臨床病態生理学	■臨床解剖学，臨床病理学，臨床生理学を学ぶ 1．臨床解剖学 2．臨床病理学 3．臨床生理学	30	講義・演習	筆記試験
臨床推論	■臨床診断学，臨床検査学，症候学，臨床疫学を学ぶ 1．診療のプロセス 2．臨床推論（症候学を含む）の理論と演習 3．医療面接の理論と演習・実習 4．各種臨床検査の理論と演習 　（心電図／血液検査／尿検査／病理検査／微生物学検査／生理機能検査／その他の検査） 5．画像検査の理論と演習 　（放射線の影響／単純エックス線検査／超音波検査／CT・MRI／その他の画像検査） 6．臨床疫学の理論と演習	45	講義・演習・実習（医療面接）	筆記試験・各種実習の観察評価
フィジカルアセスメント	■身体診察・診断学（演習含む）を学ぶ 1．身体診察基本手技の理論と演習・実習 2．部位別身体診察手技と所見の理論と演習・実習 　（全身状態とバイタルサイン／頭頸部／胸部／腹部／四肢・脊柱／泌尿・生殖器／乳房・リンパ節／神経系） 3．身体診察の年齢による変化（小児／高齢者） 4．状況に応じた身体診察（救急医療／在宅医療）	45	講義・演習・実習（身体診察手技）	筆記試験・各種実習の観察評価
臨床薬理学	■薬剤学，薬理学を学ぶ 1．薬物動態の理論と演習 2．主要薬物の薬理作用・副作用の理論と演習 3．主要薬物の相互作用の理論と演習 4．主要薬物の安全管理と処方の理論と演習 　※年齢による特性（小児／高齢者）を含む	45	講義・演習	筆記試験
疾病・臨床病態概論	■主要疾患の病態と臨床診断・治療を学ぶ 1．主要疾患の病態と臨床診断・治療の概論 　（循環器系／呼吸器系／消化器系／腎泌尿器系／内分泌・代謝系／免疫・膠原病系／血液・リンパ系／神経系／小児科／産婦人科／精神系／運動器系／感覚器系／感染症／その他）	30	講義・演習	筆記試験
	■状況に応じた臨床診断・治療を学ぶ 1．救急医療の臨床診断・治療の特性と演習 2．在宅医療の臨床診断・治療の特性と演習	10		

科目	学ぶべき事項	時間数	研修方法	評価方法
医療安全学	特定行為の実践におけるアセスメント，仮説検証，意思決定，検査・診断過程（理論，演習）を学ぶ中で以下の内容を統合して学ぶ 1. 特定行為実践に関連する医療倫理，医療管理，医療安全，ケアの質保証（Quality Care Assurance）を学ぶ 　①医療倫理 　②医療管理 　③医療安全 　④ケアの質保証	45	講義・演習・実習	筆記試験・各種実習の観察評価
特定行為実践	2. 特定行為研修を修了した看護師のチーム医療における役割発揮のための多職種協働実践（Inter Professional Work（IPW））（他職種との事例検討等の演習を含む）を学ぶ 　①チーム医療の理論と演習 　②チーム医療の事例検討 　③コンサルテーションの方法 　④多職種協働の課題 3. 特定行為実践のための関連法規，意思決定支援を学ぶ 　①特定行為関連法規 　②特定行為実践に関連する患者への説明と意思決定支援の理論と演習 4. 根拠に基づいて手順書を医師，歯科医師等とともに作成し，実践後，手順書を評価し，見直すプロセスについて学ぶ 　①手順書の位置づけ 　②手順書の作成演習 　③手順書の評価と改良			
	合計	250		

<時間数の留意事項>
　共通科目の各科目の時間数には，当該科目の評価に関する時間も含まれる。
<研修方法の留意事項>
「演習」→講義で学んだ内容を基礎として，少人数に分かれて指導者のもとで，議論や発表を行う形式の授業。症例検討やペーパーシミュレーション等が含まれる。
「実習」→講義や演習で学んだ内容を基礎として，少人数に分かれて指導者のもとで，主に実技を中心に学ぶ形式の授業。実習室（学生同士が患者役になるロールプレイや模型・シミュレーターを用いて行う場）や，医療現場（病棟，外来，在宅等）で行われる。ただし，単に現場にいるだけでは，実習時間として認められない。

（厚生労働省「指定研修機関の指定の申請に係る手続き等について」より抜粋）

ものもある。自身が実践したいのは1つの特定行為であったとしても，その行為が含まれる区分別科目が複数の特定行為で構成されていれば，含まれるすべての特定行為に関連する事項について学ばなければならない。たとえば，胃ろうボタンの交換を学びたい場合は，自身の実践したい行為が「ろう孔管理関連」という区分別科目になる。これは，「胃ろうカテーテル若しくは腸ろうカテーテル又は胃ろうボタンの交換」と「膀胱ろうカテーテルの交換」の特定行為で構成されているので，この2つの特定行為について学ばなければならない。

　なお，一度特定行為研修を修了した人が，その後に追加で別の区分別科目に含まれる特定行為について学ぶ際には，共通科目を再履修する必要はなく，区分科目のみの受講が認められている。

特定行為研修の到達目標

特定行為研修の到達目標は，研修を実施する指定研修機関ごとに設定することとされている。到達目標を設定する際に参考とすることが望ましい内容として，以下の事項が示されている（表3）。

表3　科目ごとの到達目標（例）

共通科目	・多様な臨床場面において重要な病態の変化や疾患を包括的にいち早くアセスメントする基本的な能力を身につける。 ・多様な臨床場面において必要な治療を理解し，ケアを導くための基本的な能力を身につける。 ・多様な臨床場面において患者の安心に配慮しつつ，必要な特定行為を安全に実践する能力を身につける。 ・問題解決に向けて多職種と効果的に協働する能力を身につける。 ・自らの看護実践を見直しつつ標準化する能力を身につける。
区分別科目	・多様な臨床場面において当該特定行為を行うための知識，技術及び態度の基礎を身につける。 ・多様な臨床場面において，医師又は歯科医師から手順書による指示を受け，実施の可否の判断，実施及び報告の一連の流れを適切に行うための基礎的な実践能力を身につける。

（厚生労働省平成27年医政発0317第1号より引用）

受講者

特定行為研修の受講者としては「概ね3～5年以上の実務経験を有する看護師が想定されること。ただし，これは3～5年以上の実務経験を有しない看護師の特定行為研修の受講を認めないとするものではないこと」と示されている。

「概ね3～5年以上の実務経験を有する看護師」とは，「所属する職場において日常的に行う看護実践を，根拠に基づく知識と実践的経験を応用し，自律的に行うことができるものであり，チーム医療のキーパーソンとして機能することができるものであること」と厚生労働省医政局長通知（平成27年医政発0317第1号）で示されている。

③ 指定研修機関

　特定行為研修を実施することができるのは，厚生労働大臣が指定した指定研修機関のみとされている。指定研修機関は特定行為研修を実施するための内容，施設，指導体制等が確保されている等の基準を満たしている必要がある。現在では大学院，大学・短期大学，病院，団体（病院団体や看護協会等）等が指定研修機関として認められている（表4）。

表4　指定研修機関（2019年5月現在）

都道府県	名称	区分数	特定行為区分
北海道	旭川赤十字病院	2	創傷管理関連
			血糖コントロールに係る薬剤投与関連
	医療法人社団 エス・エス・ジェイ 札幌整形循環器病院	3	栄養及び水分管理に係る薬剤投与関連
			術後疼痛管理関連
			循環動態に係る薬剤投与関連
	学校法人東日本学園 北海道医療大学大学院 看護福祉学研究科看護学専攻	13	呼吸器（気道確保に係るもの）関連
			呼吸器（長期呼吸療法に係るもの）関連
			ろう孔管理関連
			栄養に係るカテーテル管理（中心静脈カテーテル管理）関連
			栄養に係るカテーテル管理（末梢留置型中心静脈注射用カテーテル管理）関連
			創傷管理関連
			動脈血液ガス分析関連
			栄養及び水分管理に係る薬剤投与関連
			感染に係る薬剤投与関連
			血糖コントロールに係る薬剤投与関連
			循環動態に係る薬剤投与関連
			精神及び神経症状に係る薬剤投与関連
			皮膚損傷に係る薬剤投与関連
	清水赤十字病院	1	栄養及び水分管理に係る薬剤投与関連
	社会医療法人恵和会 西岡病院	1	栄養及び水分管理に係る薬剤投与関連
	社会福祉法人恩賜財団 済生会支部 北海道済生会小樽病院	8	呼吸器（気道確保に係るもの）関連
			呼吸器（人工呼吸療法に係るもの）関連
			創傷管理関連
			動脈血液ガス分析関連

③ 指定研修機関

都道府県	名称	区分数	特定行為区分
北海道	社会福祉法人恩賜財団 済生会支部 北海道済生会小樽病院	8	栄養及び水分管理に係る薬剤投与関連
			血糖コントロールに係る薬剤投与関連
			循環動態に係る薬剤投与関連
			精神及び神経症状に係る薬剤投与関連
岩手県	学校法人岩手医科大学 岩手医科大学附属病院 高度看護研修センター	7	呼吸器(気道確保に係るもの)関連
			呼吸器(人工呼吸器療法に係るもの)関連
			呼吸器(長期呼吸療法に係るもの)関連
			ろう孔管理関連
			創傷管理関連
			創部ドレーン管理関連
			栄養及び水分管理に係る薬剤投与関連
宮城県	石巻赤十字病院	4	創傷管理関連
			栄養及び水分管理に係る薬剤投与関連
			感染に係る薬剤投与関連
			血糖コントロールに係る薬剤投与関連
	医療法人浄仁会 大泉記念病院	2	創傷管理関連
			栄養及び水分管理に係る薬剤投与関連
	学校法人東北文化学園大学 東北文化学園大学大学院 健康社会システム研究科 健康福祉専攻	21	呼吸器(気道確保に係るもの)関連
			呼吸器(人工呼吸器療法に係るもの)関連
			呼吸器(長期呼吸療法に係るもの)関連
			循環器関連
			心嚢ドレーン管理関連
			胸腔ドレーン管理関連
			腹腔ドレーン管理関連
			ろう孔管理関連
			栄養に係るカテーテル管理(中心静脈カテーテル管理)関連
			栄養に係るカテーテル管理(末梢留置型中心静脈注射用カテーテル管理)関連
			創傷管理関連
			創部ドレーン管理関連
			動脈血液ガス分析関連
			透析管理関連
			栄養及び水分管理に係る薬剤投与関連
			感染に係る薬剤投与関連
			血糖コントロールに係る薬剤投与関連
			術後疼痛管理関連
			循環動態に係る薬剤投与関連
			精神及び神経症状に係る薬剤投与関連
			皮膚損傷に係る薬剤投与関連
秋田県	秋田赤十字病院	1	創傷管理関連
	社会医療法人青嵐会 本荘第一病院	1	栄養及び水分管理に係る薬剤投与関連

都道府県	名称	区分数	特定行為区分
山形県	国立大学法人山形大学 山形大学大学院 医学系研究科看護学専攻	16	呼吸器(気道確保に係るもの)関連
			呼吸器(人工呼吸器療法に係るもの)関連
			呼吸器(長期呼吸療法に係るもの)関連
			腹腔ドレーン管理関連
			ろう孔管理関連
			栄養に係るカテーテル管理(中心静脈カテーテル管理)関連
			創傷管理関連
			創部ドレーン管理関連
			動脈血液ガス分析関連
			栄養及び水分管理に係る薬剤投与関連
			感染に係る薬剤投与関連
			血糖コントロールに係る薬剤投与関連
			術後疼痛管理関連
			循環動態に係る薬剤投与関連
			精神及び神経症状に係る薬剤投与関連
			皮膚損傷に係る薬剤投与関連
福島県	医療法人平心会 須賀川病院	6	呼吸器(気道確保に係るもの)関連
			呼吸器(人工呼吸器療法に係るもの)関連
			呼吸器(長期呼吸療法に係るもの)関連
			ろう孔管理関連
			血糖コントロールに係る薬剤投与関連
			循環動態に係る薬剤投与関連
	公益財団法人 星総合病院	4	ろう孔管理関連
			創傷管理関連
			栄養及び水分管理に係る薬剤投与関連
			精神及び神経症状に係る薬剤投与関連
	公立大学法人 福島県立医科大学	18	呼吸器(気道確保に係るもの)関連
			呼吸器(人工呼吸器療法に係るもの)関連
			呼吸器(長期呼吸療法に係るもの)関連
			胸腔ドレーン管理関連
			腹腔ドレーン管理関連
			ろう孔管理関連
			栄養に係るカテーテル管理(中心静脈カテーテル管理)関連
			創傷管理関連
			創部ドレーン管理関連
			動脈血液ガス分析関連
			透析管理関連
			栄養及び水分管理に係る薬剤投与関連
			感染に係る薬剤投与関連
			血糖コントロールに係る薬剤投与関連

③ 指定研修機関

都道府県	名称	区分数	特定行為区分
福島県	公立大学法人 福島県立医科大学	18	術後疼痛管理関連
			循環動態に係る薬剤投与関連
			精神及び神経症状に係る薬剤投与関連
			皮膚損傷に係る薬剤投与関連
茨城県	国立大学法人筑波大学 筑波大学付属病院	14	呼吸器(気道確保に係るもの)関連
			呼吸器(人工呼吸器療法に係るもの)関連
			腹腔ドレーン管理関連
			栄養に係るカテーテル管理(中心静脈カテーテル管理)関連
			創傷管理関連
			創部ドレーン管理関連
			動脈血液ガス分析関連
			透析管理関連
			栄養及び水分管理に係る薬剤投与関連
			感染に係る薬剤投与関連
			血糖コントロールに係る薬剤投与関連
			術後疼痛管理関連
			精神及び神経症状に係る薬剤投与関連
			皮膚損傷に係る薬剤投与関連
	社会福祉法人 恩賜財団済生会支部 茨城県済生会 水戸済生会総合病院	7	呼吸器(気道確保に係るもの)関連
			呼吸器(人工呼吸器療法に係るもの)関連
			呼吸器(長期呼吸療法に係るもの)関連
			創傷管理関連
			栄養及び水分管理に係る薬剤投与関連
			血糖コントロールに係る薬剤投与関連
			循環動態に係る薬剤投与関連
栃木県	学校法人自治医科大学 自治医科大学	20	呼吸器(気道確保に係るもの)関連
			呼吸器(人工呼吸器療法に係るもの)関連
			呼吸器(長期呼吸療法に係るもの)関連
			循環器関連
			胸腔ドレーン管理関連
			腹腔ドレーン管理関連
			ろう孔管理関連
			栄養に係るカテーテル管理(中心静脈カテーテル管理)関連
			栄養に係るカテーテル管理(末梢留置型中心静脈注射用カテーテル管理)関連
			創傷管理関連
			創部ドレーン管理関連
			動脈血液ガス分析関連
			透析管理関連
			栄養及び水分管理に係る薬剤投与関連
			感染に係る薬剤投与関連

第1章　看護師特定行為研修とは？

都道府県	名称	区分数	特定行為区分
栃木県	学校法人自治医科大学 自治医科大学	20	血糖コントロールに係る薬剤投与関連
			術後疼痛管理関連
			循環動態に係る薬剤投与関連
			精神及び神経症状に係る薬剤投与関連
			皮膚損傷に係る薬剤投与関連
群馬県	公益財団法人脳血管研究所 附属美原記念病院	1	呼吸器（長期呼吸療法に係るもの）関連
埼玉県	医療法人社団愛友会 上尾中央総合病院	13	呼吸器（気道確保に係るもの）関連
			呼吸器（人工呼吸器療法に係るもの）関連
			呼吸器（長期呼吸療法に係るもの）関連
			循環器関連
			心嚢ドレーン管理関連
			ろう孔管理関連
			栄養に係るカテーテル管理（中心静脈カテーテル管理）関連
			創傷管理関連
			創部ドレーン管理関連
			動脈血液ガス分析関連
			栄養及び水分管理に係る薬剤投与関連
			血糖コントロールに係る薬剤投与関連
			循環動態に係る薬剤投与関連
	学校法人埼玉医科大学 埼玉医科大学総合医療センター	7	呼吸器（気道確保に係るもの）関連
			呼吸器（人工呼吸器療法に係るもの）関連
			呼吸器（長期呼吸療法に係るもの）関連
			ろう孔管理関連
			透析管理関連
			栄養及び水分管理に係る薬剤投与関連
			血糖コントロールに係る薬剤投与関連
千葉県	社会医療法人社団さつき会 袖ケ浦さつき台病院 看護師特定行為研修センター	3	栄養及び水分管理に係る薬剤投与関連
			血糖コントロールに係る薬剤投与関連
			精神及び神経症状に係る薬剤投与関連
東京都	一般社団法人 日本慢性期医療協会	9	呼吸器（人工呼吸器療法に係るもの）関連
			呼吸器（長期呼吸療法に係るもの）関連
			栄養に係るカテーテル管理（中心静脈カテーテル管理）関連
			栄養に係るカテーテル管理（末梢留置型中心静脈注射用カテーテル管理）関連
			創傷管理関連
			栄養及び水分管理に係る薬剤投与関連
			感染に係る薬剤投与関連
			血糖コントロールに係る薬剤投与関連
			精神及び神経症状に係る薬剤投与関連
	医療法人財団慈生会　野村病院	1	栄養及び水分管理に係る薬剤投与関連

③ 指定研修機関

都道府県	名称	区分数	特定行為区分
東京都	医療法人社団永生会	2	呼吸器(長期呼吸療法に係るもの)関連
			創傷管理関連
	医療法人社団明芳会	8	呼吸器(気道確保に係るもの)関連
			呼吸器(人工呼吸器療法に係るもの)関連
			呼吸器(長期呼吸療法に係るもの)関連
			創傷管理関連
			動脈血液ガス分析関連
			感染に係る薬剤投与関連
			血糖コントロールに係る薬剤投与関連
			循環動態に係る薬剤投与関連
	学校法人青葉学園 東京医療保健大学大学院 看護学研究科看護学専攻	21	呼吸器(気道確保に係るもの)関連
			呼吸器(人工呼吸器療法に係るもの)関連
			呼吸器(長期呼吸療法に係るもの)関連
			循環器関連
			心嚢ドレーン管理関連
			胸腔ドレーン管理関連
			腹腔ドレーン管理関連
			ろう孔管理関連
			栄養に係るカテーテル管理(中心静脈カテーテル管理)関連
			栄養に係るカテーテル管理(末梢留置型中心静脈注射用カテーテル管理)関連
			創傷管理関連
			創部ドレーン管理関連
			動脈血液ガス分析関連
			透析管理関連
			栄養及び水分管理に係る薬剤投与関連
			感染に係る薬剤投与関連
			血糖コントロールに係る薬剤投与関連
			術後疼痛管理関連
			循環動態に係る薬剤投与関連
			精神及び神経症状に係る薬剤投与関連
			皮膚損傷に係る薬剤投与関連
	学校法人国際医療福祉大学 国際医療福祉大学大学院 医療福祉学研究科 保健医療学専攻	21	呼吸器(気道確保に係るもの)関連
			呼吸器(人工呼吸器療法に係るもの)関連
			呼吸器(長期呼吸療法に係るもの)関連
			循環器関連
			心嚢ドレーン管理関連
			胸腔ドレーン管理関連
			腹腔ドレーン管理関連
			ろう孔管理関連
			栄養に係るカテーテル管理(中心静脈カテーテル管理)関連

第1章

第1章　看護師特定行為研修とは？

都道府県	名称	区分数	特定行為区分
東京都	学校法人国際医療福祉大学 国際医療福祉大学大学院 医療福祉学研究科 保健医療学専攻	21	栄養に係るカテーテル管理（末梢留置型中心静脈注射用カテーテル管理）関連
			創傷管理関連
			創部ドレーン管理関連
			動脈血液ガス分析関連
			透析管理関連
			栄養及び水分管理に係る薬剤投与関連
			感染に係る薬剤投与関連
			血糖コントロールに係る薬剤投与関連
			術後疼痛管理関連
			循環動態に係る薬剤投与関連
			精神及び神経症状に係る薬剤投与関連
			皮膚損傷に係る薬剤投与関連
	公益財団法人日産厚生会 玉川病院	5	胸腔ドレーン管理関連
			創傷管理関連
			創部ドレーン管理関連
			栄養及び水分管理に係る薬剤投与関連
			感染に係る薬剤投与関連
	公益社団法人 地域医療振興協会 JADECOM-NDC 研修センター	21	呼吸器（気道確保に係るもの）関連
			呼吸器（人工呼吸器療法に係るもの）関連
			呼吸器（長期呼吸療法に係るもの）関連
			循環器関連
			心嚢ドレーン管理関連
			胸腔ドレーン管理関連
			腹腔ドレーン管理関連
			ろう孔管理関連
			栄養に係るカテーテル管理（中心静脈カテーテル管理）関連
			栄養に係るカテーテル管理（末梢留置型中心静脈注射用カテーテル管理）関連
			創傷管理関連
			創部ドレーン管理関連
			動脈血液ガス分析関連
			透析管理関連
			栄養及び水分管理に係る薬剤投与関連
			感染に係る薬剤投与関連
			血糖コントロールに係る薬剤投与関連
			術後疼痛管理関連
			循環動態に係る薬剤投与関連
			精神及び神経症状に係る薬剤投与関連
			皮膚損傷に係る薬剤投与関連
	公益社団法人日本看護協会	14	呼吸器（気道確保に係るもの）関連
			呼吸器（人工呼吸器療法に係るもの）関連

③ 指定研修機関

都道府県	名称	区分数	特定行為区分
東京都	公益社団法人日本看護協会	14	呼吸器（長期呼吸療法に係るもの）関連
			ろう孔管理関連
			栄養に係るカテーテル管理（中心静脈カテーテル管理）関連
			栄養に係るカテーテル管理（末梢留置型中心静脈注射用カテーテル管理）関連
			創傷管理関連
			創部ドレーン管理関連
			動脈血液ガス分析関連
			栄養及び水分管理に係る薬剤投与関連
			感染に係る薬剤投与関連
			血糖コントロールに係る薬剤投与関連
			循環動態に係る薬剤投与関連
			精神及び神経症状に係る薬剤投与関連
	社会医療法人河北医療財団河北総合病院	3	腹腔ドレーン管理関連
			創部ドレーン管理関連
			血糖コントロールに係る薬剤投与関連
	社会医療法人社団正志会花と森の東京病院	1	栄養及び水分管理に係る薬剤投与関連
	社会福祉法人恩賜財団済生会支部東京都済生会東京都済生会中央病院	7	呼吸器（気道確保に係るもの）関連
			呼吸器（人工呼吸器療法に係るもの）関連
			栄養に係るカテーテル管理（末梢留置型中心静脈注射用カテーテル管理）関連
			動脈血液ガス分析関連
			栄養及び水分管理に係る薬剤投与関連
			循環動態に係る薬剤投与関連
			血糖コントロールに係る薬剤投与関連
	セコム医療システム株式会社	10	呼吸器（気道確保に係るもの）関連
			呼吸器（長期呼吸療法に係るもの）関連
			ろう孔管理関連
			栄養に係るカテーテル管理（末梢留置型中心静脈注射用カテーテル管理）関連
			創傷管理関連
			動脈血液ガス分析関連
			栄養及び水分管理に係る薬剤投与関連
			感染に係る薬剤投与関連
			血糖コントロールに係る薬剤投与関連
			循環動態に係る薬剤投与関連
	独立行政法人地域医療機能推進機構	10	呼吸器（長期呼吸療法に係るもの）関連
			ろう孔管理関連
			栄養に係るカテーテル管理（中心静脈カテーテル管理）関連
			創傷管理関連
			創部ドレーン管理関連

第1章　看護師特定行為研修とは？

都道府県	名称	区分数	特定行為区分
東京都	独立行政法人 地域医療機能推進機構	10	透析管理関連
			栄養及び水分管理に係る薬剤投与関連
			感染に係る薬剤投与関連
			血糖コントロールに係る薬剤投与関連
			皮膚損傷に係る薬剤投与関連
	独立行政法人 地域医療機能推進機構 東京新宿メディカルセンター	2	栄養及び水分管理に係る薬剤投与関連
			血糖コントロールに係る薬剤投与関連
	日本赤十字社	5	呼吸器(長期呼吸療法に係るもの)関連
			創傷管理関連
			栄養及び水分管理に係る薬剤投与関連
			感染に係る薬剤投与関連
			血糖コントロールに係る薬剤投与関連
	武蔵野赤十字病院	5	呼吸器(長期呼吸療法に係るもの)関連
			創傷管理関連
			栄養及び水分管理に係る薬剤投与関連
			感染に係る薬剤投与関連
			血糖コントロールに係る薬剤投与関連
神奈川県	医療法人五星会　菊名記念病院	1	栄養及び水分管理に係る薬剤投与関連
	医療法人横浜柏堤会 戸塚共立第1病院	1	動脈血液ガス分析関連
	社会福祉法人 恩賜財団済生会支部 神奈川県済生会 横浜市東部病院	9	呼吸器(気道確保に係るもの)関連
			呼吸器(人工呼吸器療法に係るもの)関連
			腹腔ドレーン管理関連
			栄養に係るカテーテル管理(中心静脈カテーテル管理)関連
			創傷管理関連
			創部ドレーン管理関連
			動脈血液ガス分析関連
			栄養及び水分管理に係る薬剤投与関連
			血糖コントロールに係る薬剤投与関連
	独立行政法人 労働者健康安全機構	8	呼吸器(気道確保に係るもの)関連
			呼吸器(人工呼吸療法に係るもの)関連
			栄養に係るカテーテル管理(末梢留置型中心静脈注射用カテーテル管理)関連
			創傷管理関連
			創部ドレーン管理関連
			動脈血液ガス分析関連
			栄養及び水分管理に係る薬剤投与関連
			循環動態に係る薬剤投与関連
	横浜市立みなと赤十字病院	2	創傷管理関連
			栄養及び水分管理に係る薬剤投与関連
富山県	医療法人社団藤聖会 富山西総合病院	1	栄養及び水分管理に係る薬剤投与関連

③ 指定研修機関

都道府県	名称	区分数	特定行為区分
富山県	富山県立中央病院	4	呼吸器（気道確保に係るもの）関連
			呼吸器（人工呼吸療法に係るもの）関連
			呼吸器（長期呼吸療法に係るもの）関連
			栄養及び水分管理に係る薬剤投与関連
	南砺市民病院	2	創傷管理関連
			栄養及び水分管理に係る薬剤投与関連
石川県	医療法人社団和楽仁 芳珠記念病院	2	栄養及び水分管理に係る薬剤投与関連
			血糖コントロールに係る薬剤投与関連
	公立能登総合病院	1	創傷管理関連
	公立松任石川中央病院	4	腹腔ドレーン管理関連
			透析管理関連
			栄養及び水分管理に係る薬剤投与関連
			感染に係る薬剤投与関連
	国民健康保険小松市民病院	2	栄養及び水分管理に係る薬剤投与関連
			血糖コントロールに係る薬剤投与関連
	社会医療法人財団董仙会 恵寿総合病院	7	呼吸器（気道確保に係るもの）関連
			呼吸器（人工呼吸器療法に係るもの）関連
			呼吸器（長期呼吸療法に係るもの）関連
			創傷管理関連
			動脈血液ガス分析関連
			栄養及び水分管理に係る薬剤投与関連
			血糖コントロールに係る薬剤投与関連
福井県	学校法人新田塚学園 福井医療大学	3	創傷管理関連
			栄養及び水分管理に係る薬剤投与関連
			血糖コントロールに係る薬剤投与関連
	市立敦賀病院	1	栄養及び水分管理に係る薬剤投与関連
長野県	伊那中央病院	4	呼吸器（気道確保に係るもの）関連
			呼吸器（人工呼吸療法に係るもの）関連
			呼吸器（長期呼吸療法に係るもの）関連
			創傷管理関連
	学校法人佐久学園 佐久大学大学院 看護学研究科看護学専攻	8	呼吸器（長期呼吸療法に係るもの）関連
			ろう孔管理関連
			創傷管理関連
			栄養及び水分管理に係る薬剤投与関連
			感染に係る薬剤投与関連
			血糖コントロールに係る薬剤投与関連
			循環動態に係る薬剤投与関連
			精神及び神経症状に係る薬剤投与関連
	社会医療法人財団慈泉会 相澤病院	4	創傷管理関連
			創部ドレーン管理関連
			栄養及び水分管理に係る薬剤投与関連
			血糖コントロールに係る薬剤投与関連

第 1 章　看護師特定行為研修とは？

都道府県	名称	区分数	特定行為区分
岐阜県	岐阜県厚生農業協同組合連合会 揖斐厚生病院	1	動脈血液ガス分析関連
	岐阜県厚生農業協同組合連合会 岐北厚生病院	1	栄養に係るカテーテル管理（中心静脈カテーテル管理）関連
	岐阜県厚生農業協同組合連合会 久美愛厚生病院	1	創傷管理関連
	岐阜県厚生農業協同組合連合会 中濃厚生病院	4	栄養に係るカテーテル管理（中心静脈カテーテル管理）関連
			動脈血液ガス分析関連
			透析管理関連
			血糖コントロールに係る薬剤投与関連
	岐阜県厚生農業協同組合連合会 東濃厚生病院	2	感染に係る薬剤投与関連
			皮膚損傷に係る薬剤投与関連
	岐阜県厚生農業協同組合連合会 西美濃厚生病院	1	ろう孔管理関連
	県北西部地域医療センター国保白鳥病院	1	栄養及び水分管理に係る薬剤投与関連
静岡県	学校法人聖隷学園 聖隷クリストファー大学	1	栄養及び水分管理に係る薬剤投与関連
	公益社団法人有隣厚生会 富士病院	11	呼吸器（気道確保に係るもの）関連
			呼吸器（人工呼吸療法に係るもの）関連
			呼吸器（長期呼吸療法に係るもの）関連
			栄養に係るカテーテル管理（中心静脈カテーテル管理）関連
			栄養に係るカテーテル管理（末梢留置型中心静脈注射用カテーテル管理）関連
			創傷管理関連
			創部ドレーン管理関連
			動脈血液ガス分析関連
			栄養及び水分管理に係る薬剤投与関連
			血糖コントロールに係る薬剤投与関連
			循環動態に係る薬剤投与関連
	国立大学法人浜松医科大学 浜松医科大学医学部附属病院	8	呼吸器（気道確保に係るもの）関連
			呼吸器（人工呼吸療法に係るもの）関連
			循環器関連
			栄養及び水分管理に係る薬剤投与関連
			血糖コントロールに係る薬剤投与関連
			術後疼痛管理関連
			循環動態に係る薬剤投与関連
			精神及び神経症状に係る薬剤投与関連
愛知県	医療法人名古屋澄心会 名古屋ハートセンター	1	循環動態に係る薬剤投与関連
	学校法人愛知医科大学 愛知医科大学大学院看護学研究科看護学専攻	21	呼吸器（気道確保に係るもの）関連

③ 指定研修機関

都道府県	名称	区分数	特定行為区分
愛知県	学校法人愛知医科大学 愛知医科大学大学院 看護学研究科看護学専攻	21	呼吸器(人工呼吸器療法に係るもの)関連
			呼吸器(長期呼吸療法に係るもの)関連
			循環器関連
			心嚢ドレーン管理関連
			胸腔ドレーン管理関連
			腹腔ドレーン管理関連
			ろう孔管理関連
			栄養に係るカテーテル管理(中心静脈カテーテル管理)関連
			栄養に係るカテーテル管理(末梢留置型中心静脈注射用カテーテル管理)関連
			創傷管理関連
			創部ドレーン管理関連
			動脈血液ガス分析関連
			透析管理関連
			栄養及び水分管理に係る薬剤投与関連
			感染に係る薬剤投与関連
			血糖コントロールに係る薬剤投与関連
			術後疼痛管理関連
			循環動態に係る薬剤投与関連
			精神及び神経症状に係る薬剤投与関連
			皮膚損傷に係る薬剤投与関連
	学校法人藤田学園 藤田医科大学大学院 保健学研究科保健学専攻	21	呼吸器(気道確保に係るもの)関連
			呼吸器(人工呼吸器療法に係るもの)関連
			呼吸器(長期呼吸療法に係るもの)関連
			循環器関連
			心嚢ドレーン管理関連
			胸腔ドレーン管理関連
			腹腔ドレーン管理関連
			ろう孔管理関連
			栄養に係るカテーテル管理(中心静脈カテーテル管理)関連
			栄養に係るカテーテル管理(末梢留置型中心静脈注射用カテーテル管理)関連
			創傷管理関連
			創部ドレーン管理関連
			動脈血液ガス分析関連
			透析管理関連
			栄養及び水分管理に係る薬剤投与関連
			感染に係る薬剤投与関連
			血糖コントロールに係る薬剤投与関連
			術後疼痛管理関連
			循環動態に係る薬剤投与関連

都道府県	名称	区分数	特定行為区分
愛知県	学校法人藤田学園 藤田医科大学大学院 保健学研究科保健学専攻	21	精神及び神経症状に係る薬剤投与関連
			皮膚損傷に係る薬剤投与関連
	学校法人藤田学園 藤田医科大学病院	6	呼吸器（気道確保に係るもの）関連
			呼吸器（人工呼吸療法に係るもの）関連
			動脈血液ガス分析関連
			栄養及び水分管理に係る薬剤投与関連
			感染に係る薬剤投与関連
			血糖コントロールに係る薬剤投与関連
	国立大学法人名古屋大学 名古屋大学医学部附属病院	13	呼吸器（気道確保に係るもの）関連
			呼吸器（人工呼吸療法に係るもの）関連
			呼吸器（長期呼吸療法に係るもの）関連
			栄養に係るカテーテル管理（中心静脈カテーテル管理）関連
			栄養に係るカテーテル管理（末梢留置型中心静脈注射用カテーテル管理）関連
			創傷管理関連
			動脈血液ガス分析関連
			栄養及び水分管理に係る薬剤投与関連
			感染に係る薬剤投与関連
			血糖コントロールに係る薬剤投与関連
			術後疼痛管理関連
			循環動態に係る薬剤投与関連
			精神及び神経症状に係る薬剤投与関連
滋賀県	国立大学法人滋賀医科大学	10	呼吸器（気道確保に係るもの）関連
			呼吸器（人工呼吸器療法に係るもの）関連
			呼吸器（長期呼吸療法に係るもの）関連
			ろう孔管理関連
			創傷管理関連
			創部ドレーン管理関連
			動脈血液ガス分析関連
			栄養及び水分管理に係る薬剤投与関連
			術後疼痛管理関連
			循環動態に係る薬剤投与関連
京都府	医療法人社団洛和会 洛和会音羽病院	7	呼吸器（気道確保に係るもの）関連
			呼吸器（人工呼吸器療法に係るもの）関連
			呼吸器（長期呼吸療法に係るもの）関連
			栄養及び水分管理に係る薬剤投与関連
			血糖コントロールに係る薬剤投与関連
			術後疼痛管理関連
			循環動態に係る薬剤投与関連
大阪府	医療法人藤井会 石切生喜病院	2	循環器関連
			術後疼痛管理関連

③ 指定研修機関

都道府県	名称	区分数	特定行為区分
大阪府	公益社団法人大阪府看護協会	13	呼吸器（気道確保に係るもの）関連
			呼吸器（人工呼吸器療法に係るもの）関連
			呼吸器（長期呼吸療法に係るもの）関連
			ろう孔管理関連
			栄養に係るカテーテル管理（中心静脈カテーテル管理）関連
			創傷管理関連
			創部ドレーン管理関連
			動脈血液ガス分析関連
			栄養及び水分管理に係る薬剤投与関連
			感染に係る薬剤投与関連
			血糖コントロールに係る薬剤投与関連
			循環動態に係る薬剤投与関連
			精神及び神経症状に係る薬剤投与関連
	公立大学法人大阪市立大学	6	呼吸器（気道確保に係るもの）関連
			呼吸器（人工呼吸器療法に係るもの）関連
			呼吸器（長期呼吸療法に係るもの）関連
			動脈血液ガス分析関連
			栄養及び水分管理に係る薬剤投与関連
			血糖コントロールに係る薬剤投与関連
	社会医療法人愛仁会	10	呼吸器（気道確保に係るもの）関連
			呼吸器（人工呼吸器療法に係るもの）関連
			呼吸器（長期呼吸療法に係るもの）関連
			ろう孔管理関連
			創傷管理関連
			動脈血液ガス分析関連
			透析管理関連
			栄養及び水分管理に係る薬剤投与関連
			血糖コントロールに係る薬剤投与関連
			循環動態に係る薬剤投与関連
	社会医療法人きつこう会 多根総合病院	4	腹腔ドレーン管理関連
			創傷管理関連
			創部ドレーン管理関連
			栄養及び水分管理に係る薬剤投与関連
	社会福祉法人恩賜財団済生会 支部大阪府済生会 泉南医療福祉センター	2	栄養及び水分管理に係る薬剤投与関連
			感染に係る薬剤投与関連
兵庫県	医療法人社団慈恵会 新須磨病院	2	栄養に係るカテーテル管理（中心静脈カテーテル管理）関連
			栄養及び水分管理に係る薬剤投与関連
	学校法人兵庫医科大学 医療人育成研修センター	11	呼吸器（気道確保に係るもの）関連
			呼吸器（人工呼吸器療法に係るもの）関連
			栄養に係るカテーテル管理（中心静脈カテーテル管理）関連

都道府県	名称	区分数	特定行為区分
兵庫県	学校法人兵庫医科大学 医療人育成研修センター	11	創傷管理関連
			創部ドレーン管理関連
			動脈血液ガス分析関連
			栄養及び水分管理に係る薬剤投与関連
			血糖コントロールに係る薬剤投与関連
			術後疼痛管理関連
			循環動態に係る薬剤投与関連
			精神及び神経症状に係る薬剤投与関連
	姫路赤十字病院	5	呼吸器(長期呼吸療法に係るもの)関連
			創傷管理関連
			栄養及び水分管理に係る薬剤投与関連
			感染に係る薬剤投与関連
			血糖コントロールに係る薬剤投与関連
奈良県	公立大学法人 奈良県立医科大学	10	呼吸器(気道確保に係るもの)関連
			呼吸器(人工呼吸器療法に係るもの)関連
			呼吸器(長期呼吸療法に係るもの)関連
			ろう孔管理関連
			栄養に係るカテーテル管理(中心静脈カテーテル管理)関連
			創傷管理関連
			動脈血液ガス分析関連
			栄養及び水分管理に係る薬剤投与関連
			術後疼痛管理関連
			循環動態に係る薬剤投与関連
和歌山県	公立大学法人 和歌山県立医科大学	6	呼吸器(気道確保に係るもの)関連
			呼吸器(長期呼吸療法に係るもの)関連
			栄養に係るカテーテル管理(中心静脈カテーテル管理)関連
			栄養に係るカテーテル管理(末梢留置型中心静脈注射用カテーテル管理)関連
			栄養及び水分管理に係る薬剤投与関連
			血糖コントロールに係る薬剤投与関連
	日本赤十字社 和歌山医療センター	3	栄養及び水分管理に係る薬剤投与関連
			感染に係る薬剤投与関連
			血糖コントロールに係る薬剤投与関連
鳥取県	国立大学法人 鳥取大学医学部附属病院	5	呼吸器(気道確保に係るもの)関連
			呼吸器(人工呼吸器療法に係るもの)関連
			血糖コントロールに係る薬剤投与関連
			術後疼痛管理関連
			循環動態に係る薬剤投与関連
	鳥取赤十字病院	5	呼吸器(長期呼吸療法に係るもの)関連
			創傷管理関連
			栄養及び水分管理に係る薬剤投与関連

③ 指定研修機関

都道府県	名称	区分数	特定行為区分
鳥取県	鳥取赤十字病院	5	感染に係る薬剤投与関連
			血糖コントロールに係る薬剤投与関連
島根県	松江市立病院	2	栄養及び水分管理に係る薬剤投与関連
			血糖コントロールに係る薬剤投与関連
	松江赤十字病院	1	創傷管理関連
岡山県	学校法人川崎学園	13	呼吸器(気道確保に係るもの)関連
			呼吸器(人工呼吸器療法に係るもの)関連
			呼吸器(長期呼吸療法に係るもの)関連
			胸腔ドレーン管理関連
			腹腔ドレーン管理関連
			ろう孔管理関連
			栄養に係るカテーテル管理(中心静脈カテーテル管理)関連
			栄養に係るカテーテル管理(末梢留置型中心静脈注射用カテーテル管理)関連
			創傷管理関連
			創部ドレーン管理関連
			動脈血液ガス分析関連
			栄養及び水分管理に係る薬剤投与関連
			循環動態に係る薬剤投与関連
広島県	国立大学法人広島大学病院	6	呼吸器(気道確保に係るもの)関連
			呼吸器(人工呼吸療法に係るもの)関連
			創傷管理関連
			動脈血液ガス分析関連
			栄養及び水分管理に係る薬剤投与関連
			感染に係る薬剤投与関連
山口県	医療法人茜会 ウエストジャパン看護専門学校	2	呼吸器(長期呼吸療法に係るもの)関連
			創傷管理関連
	綜合病院 山口赤十字病院	2	創傷管理関連
			栄養及び水分管理に係る薬剤投与関連
香川県	高松赤十字病院	4	呼吸器(長期呼吸療法に係るもの)関連
			創傷管理関連
			栄養及び水分管理に係る薬剤投与関連
			血糖コントロールに係る薬剤投与関連
	独立行政法人国立病院機構 四国こどもとおとなの医療センター	3	呼吸器(気道確保に係るもの)関連
			呼吸器(人工呼吸療法に係るもの)関連
			呼吸器(長期呼吸療法に係るもの)関連
高知県	社会医療法人近森会 近森病院	3	創傷管理関連
			栄養及び水分管理に係る薬剤投与関連
			血糖コントロールに係る薬剤投与関連
福岡県	社会医療法人共愛会 戸畑共立病院	1	栄養に係るカテーテル管理(中心静脈カテーテル管理)関連

第1章　看護師特定行為研修とは？

都道府県	名称	区分数	特定行為区分
福岡県	社会医療法人弘恵会 ヨコクラ病院	2	呼吸器（長期呼吸療法に係るもの）関連
			創傷管理関連
	社会医療法人雪の聖母会 聖マリア病院	2	呼吸器（長期呼吸療法に係るもの）関連
			栄養及び水分管理に係る薬剤投与関連
	福岡赤十字病院	5	呼吸器（長期呼吸療法に係るもの）関連
			創傷管理関連
			栄養及び水分管理に係る薬剤投与関連
			感染に係る薬剤投与関連
			血糖コントロールに係る薬剤投与関連
佐賀県	社会医療法人謙仁会 山元記念病院	1	栄養に係るカテーテル管理（中心静脈カテーテル管理）関連
	社会医療法人祐愛会 織田病院	1	術後疼痛管理関連
	地方独立行政法人 佐賀県医療センター好生館	3	呼吸器（気道確保に係るもの）関連
			呼吸器（人工呼吸療法に係るもの）関連
			栄養及び水分管理に係る薬剤投与関連
熊本県	独立行政法人国立病院機構 熊本医療センター	3	呼吸器（気道確保に係るもの）関連
			呼吸器（人工呼吸療法に係るもの）関連
			動脈血液ガス分析関連
大分県	公立大学法人 大分県立看護科学大学 大分県立看護科学大学大学院 看護学研究科看護学専攻	21	呼吸器（気道確保に係るもの）関連
			呼吸器（人工呼吸器療法に係るもの）関連
			呼吸器（長期呼吸療法に係るもの）関連
			循環器関連
			心嚢ドレーン管理関連
			胸腔ドレーン管理関連
			腹腔ドレーン管理関連
			ろう孔管理関連
			栄養に係るカテーテル管理（中心静脈カテーテル管理）関連
			栄養に係るカテーテル管理（末梢留置型中心静脈注射用カテーテル管理）関連
			創傷管理関連
			創部ドレーン管理関連
			動脈血液ガス分析関連
			透析管理関連
			栄養及び水分管理に係る薬剤投与関連
			感染に係る薬剤投与関連
			血糖コントロールに係る薬剤投与関連
			術後疼痛管理関連
			循環動態に係る薬剤投与関連
			精神及び神経症状に係る薬剤投与関連
			皮膚損傷に係る薬剤投与関連
	社会医療法人敬和会 大分岡病院	2	創傷管理関連

③ 指定研修機関

都道府県	名称	区分数	特定行為区分
大分県	社会医療法人敬和会 大分岡病院	2	栄養及び水分管理に係る薬剤投与関連
鹿児島県	公益財団法人慈愛会 今村総合病院	2	創傷管理関連
			栄養及び水分管理に係る薬剤投与関連
	国立大学法人鹿児島大学 鹿児島大学病院	8	呼吸器（気道確保に係るもの）関連
			呼吸器（人工呼吸器療法に係るもの）関連
			呼吸器（長期呼吸療法に係るもの）関連
			創傷管理関連
			栄養及び水分管理に係る薬剤投与関連
			感染に係る薬剤投与関連
			血糖コントロールに係る薬剤投与関連
			循環動態に係る薬剤投与関連
沖縄県	医療法人沖縄徳洲会 南部徳洲会病院	2	呼吸器（長期呼吸療法に係るもの）関連
			ろう孔管理関連
	国立大学法人琉球大学 医学部附属病院	2	創部ドレーン管理関連
			栄養及び水分管理に係る薬剤投与関連
	社会医療法人仁愛会 浦添総合病院	3	呼吸器（人工呼吸器療法に係るもの）関連
			呼吸器（長期呼吸療法に係るもの）関連
			ろう孔管理関連

（厚生労働省「指定研修機関における特定行為区分一覧（平成31年2月現在）」
https://www.mhlw.go.jp/content/10800000/000484704.pdf より引用）

第2章 多職種協働実践を学ぶ

① チーム医療の理論
② チーム医療の事例検討
③ コンサルテーションの方法

① チーム医療の理論

チーム医療とは何か

　特定行為研修の考え方の根本を形成する「チーム医療の推進に関する検討会　報告書」(厚生労働省平成22年3月19日)はチーム医療の一般的な理解として,「医療に従事する多種多様な医療スタッフが,各々の高い専門性を前提に,目的と情報を共有し,業務を分担しつつも互いに連携・補完し合い,患者の状況に的確に対応した医療を提供すること」と示し,これを基本的な考え方として位置づけている。

チーム医療がもたらす具体的な効果

　チーム医療の推進に関する検討会報告書では,チーム医療がもたらす具体的な効果として,「疾病の早期発見・回復促進・重症化予防など医療・生活の質の向上」「医療の効率性の向上による医療従事者の負担の軽減」「医療の標準化・組織化を通じた医療安全の向上」の3つを挙げている。

1. 疾病の早期発見・回復促進・重症化予防など医療・生活の質の向上

　患者の状態変化を早期に見つけることによって重症化を予防するためには,多種多様な職種が関わることが有益である。また,異常を早期に発見することにより,患者は無用な治療を受けることなく回復し,いち早く社会に戻ることができる。

2. 医療の効率性の向上による医療従事者の負担の軽減

　多職種がチームとして目標を共有し,連携を取りながら患者に関わることで,患者に対して効率的で安全なサービスが提供できる。

　たとえば,看護師が薬剤管理,歩行訓練,事務書類の作成などを含めた患者に関すること全般を実施するよりも,薬剤管理は薬剤師,歩行訓練は理学療法士,事務書類の作成は事務職員が行えば,結果として看護師は本来の患者ケアに時間を割くことが可能になるとともに,患者が受ける訓練等の質はより専門的なものとなる。

3. 医療の標準化・組織化を通じた医療安全の向上

　1人の患者の治療に多職種が関わるためには,職種によらず,関係者が治療目標や各職種の役割などの患者の治療に関する情報を共有する必要がある。実施したケアを共有するために記

録の共有などの可視化も必要となる。

こういった活動を通して，多職種がチームとなって患者の治療にあたる際には職種間の情報交換の機会の増加やケアの調整や標準化が進み，結果として安全性が向上すると考えられる。

チーム医療からみた各職種の役割と期待

医療チームのメンバーにはさまざまな職種がある。これまでもそれぞれが独自の役割を担っていたが，「チーム医療の推進に関する検討会　報告書」では，今後は各職種が専門性を活かしてチーム医療の一員としての役割を担うことが求められている。チーム医療の検討会では各職種にさらに期待される役割について提案がされているので，ここで紹介する。

1．薬剤師

薬物療法の高度化，複雑化が進み，後発医薬品や新薬が増加している現在，安全な医療を提供するためには，これまで以上に幅広い薬剤知識が必要である。薬剤師は調剤や医薬品の供給，その他薬事衛生を担っているが，これまでは医師や看護師が中心に担ってきた注射の調製（ミキシング）や副作用の確認，服薬指導などの領域において，より専門性を活かすことが求められている。

2．助産師

助産師は正常な分娩であれば，医師がいなくても助産行為を行うことができる。産科医不足が指摘されている現在，産科医との連携・協力・役割分担をすることによって，専門性をさらに発揮することが期待されている。

3．リハビリテーション関係職種

理学療法士，作業療法士，言語聴覚士などのリハビリテーション関係職種は，患者の高齢化，療養の在宅化が進み，また，急性期からのリハビリテーションが推進される中，運動機能を維持し，QOLの向上を促進する観点から役割の発揮がより期待されている。そのような状況下で，体位排痰法や食事訓練，嚥下訓練を実施する際など，リハビリテーション関係職種が患者に必要なリハビリテーションを単独で実施できるように報告書公表の後，喀痰等の吸引についての実施が確認された。

4．管理栄養士

患者の栄養状態の改善・維持，免疫力低下の防止，治療効果の向上，QOLの向上などを推進する観点から，栄養管理と栄養指導の役割は大きいと考えられている。食事内容や形態の提案，経腸栄養の選択への助言などが期待されている。

5. 臨床工学技士

医療機器の多様化・高度化に伴って，臨床工学技士がそれらの操作や管理に必要な知識・技術を活かした医療現場で果たす役割は大きい。このため，報告書公表の後に人工呼吸器を装着している患者の喀痰吸引や動脈瘤置カテーテルからの採血について，臨床工学技士の業務であることが確認された。

6. 診療放射線技師

画像検査や悪性腫瘍の放射線治療が一般的なものになっている現在，診療放射線技師は放射線業務の専門家として，画像診断の読影の補助や放射線検査等に関する説明や相談においてその活躍が求められている。

7. 臨床検査技師

臨床検査技師は種々の検査および採血，その他の検体採取を担うことができ，近年の医療技術の進歩や患者の高齢化に伴って果たしえる役割は大きくなっている。現在，生理学検査は臨床検査技師が実施できない検査であるが，実施の可否についての検討が求められている。

8. 事務職員等

医療クラークは役割・呼称とも各施設によってさまざまであるが，診療報酬の加算の対象としての要件を満たしている施設では，医師の書類作成を代行している。これによって，患者・家族の書類作成の待ち時間の短縮と医師の事務作業の負担軽減が進んでいる。

看護補助者や医療ソーシャルワーカー（MSW），診療情報管理士，ポーターやメッセンジャーなど，さまざまな役割を持つ職種を医療スタッフの一員として効果的に活用する工夫を進めることも期待されている。

患者の特徴に応じた医療チーム

1. 医療スタッフ間の連携

医療チームを構成するのは多種多様な医療スタッフである。医療スタッフの中には国家資格や免許を持たない職種も多くあるが，免許の有無に関わらず，「各々の高い専門性」を尊重することが求められる。また，これらの専門性の高い多職種が関わるからこそ，「業務分担」をする際には「連携」を十分にすると同時に，状況に応じてメンバーを補う「補完」にも心掛けなければならない。

これによって，専門性の高い医療を安全に提供することができる。それと同時にこれまでは，負担が偏ることによって起こっていた一部の医療スタッフの疲弊の改善も期待されている。

2. 医療チームの具体例

患者に必要な医療内容に合わせて，複数の医療スタッフが連携して患者の治療にあたる医療チームが組織されている病院は増えている（表1）。これらのチームは種類や役割および対象としている患者も施設によって違いがあるため，患者・家族がこのようなチームを持つ医療機関の情報を容易に入手できるような環境整備が求められる。

表1 医療チームの具体例

- 栄養サポートチーム：医師，歯科医師，薬剤師，看護師，管理栄養士 等
- 感染制御チーム：医師，薬剤師，看護師，管理栄養士，臨床検査技師 等
- 緩和ケアチーム：医師，薬剤師，看護師，理学療法士，MSW 等
- 口腔ケアチーム：医師，歯科医師，薬剤師，看護師，歯科衛生士 等
- 呼吸サポートチーム：医師，薬剤師，看護師，理学療法士，臨床工学技士 等
- 摂食嚥下チーム：医師，歯科医師，薬剤師，看護師，管理栄養士，言語聴覚士 等
- 褥瘡対策チーム：医師，薬剤師，看護師，管理栄養士，理学療法士 等
- 周術期管理チーム：医師，歯科医師，薬剤師，看護師，臨床工学技士，理学療法士 等

（厚生労働省「チーム医療の推進に関する検討会 報告書」（平成22年3月19日）より引用）

② チーム医療の事例検討

本項では多職種協働実践についての事例を示す。自身が勤務する施設で同様の出来事が起こったと想定し，どこの部署の誰にどういう働きかけをするのかをシミュレーションしてみてほしい。さらに，他の人とディスカッションをして，よい医療チームをつくるための方策についても考察するとよいだろう。その際，患者の状態やケアが行われる場によってチームを構成する職種も違い，意思疎通の方法も異なる。このため，本項では，急性期・慢性期・在宅の3つの事例を用意した。

急性期の事例から考える（人工呼吸管理中の呼吸異常）

事例1

あなたはICUで働く特定行為「経口用気管チューブ又は経鼻用気管チューブの位置の調整」の研修修了者である。

患者は65歳，女性155cm，60kg。高血圧，脂質異常症の既往がある。本日，右内頸動脈狭窄症に対してステント留置術が施行され，術後ICU管理となった。

> **事例1**
>
> 手術は全身麻酔で行われ，経口挿管による気道確保が術後も継続され，患者は鎮静状態である。降圧薬のニカルジピンが末梢静脈路より持続点滴中（目標収縮期血圧120〜160の範囲）。人工呼吸器で従量式機械換気が行われ，呼吸器設定は1回換気量450mL，呼吸数10回/分，吸入酸素濃度30％，PEEP 6cmH$_2$O。バイタルサインは血圧138/80mmHg，心拍数70回/分，SpO$_2$ 99％，カプノメータは正常波形でE_TCO_2 38mmHg，体温37.0度。
>
> 　チームメンバーは看護師2名（うち1名は特定行為研修修了者），看護助手，医師，臨床工学技士である。
>
> 　ICU入室後，30分が経過し，家族との面会に向け，受け持ち看護師Aと看護助手Bの2名が患者の全身清拭をしている。着衣を整えるため患者の体を横に傾けて，頭頸部の清拭を行い，その後仰臥位に戻した。
>
> 　その後，これから夜勤勤務のあなたは受け持ち看護師Aから引き継ぎの申し送りを始めた。そのとき，患者のSpO$_2$が90％を切り警報が発せられた。モニターを確認するとカプノメータの波形はだんだんと小さくなりE_TCO_2の数値が18mmHgになり，呼吸に伴う胸の動きも小さくなった。血圧や心拍数に変化はない。
>
> 　隣のベッドで別の人工呼吸器装着患者の気管内吸引を補助していた臨床工学技士Cが警報音を聴いて異変を感じ，見にきた。

☞ **カプノメータって？**

　呼気に含まれる二酸化炭素の値を波形表示し，呼気から吸気に変わる呼気二酸化炭素の最終の値である呼気終末二酸化炭素濃度（E_TCO_2：end-tidal CO_2）が，1呼吸ごとにモニターに表示される。波形の形や数値の変化などから換気に関するさまざまな情報が得られる。通常，人工呼吸中の患者のカプノメータの波形は軽度右肩上がりの台形の形をしており，E_TCO_2分圧は体内の動脈血二酸化炭素分圧より3〜5mmHg程度低いことが知られている（気管チューブや，人工鼻，回路などの空間によるガス希釈などの影響）。カフによる気管のシール（密封）が不十分な場合，呼気ガスは気管チューブの外側に一部漏れて人工呼吸器の回路内に戻ってこない。この場合，波形は低くてなまり，実際より低いE_TCO_2値が示される。気管チューブが完全に抜けたり，接続部が外れた場合には呼気二酸化炭素は検出されないため波形は平坦になり，数値もゼロになる。カプノメータは1呼吸ごとの呼吸の変化を捉えることができ，酸素投与下の患者では大幅に遅れるパルスオキシメータとは違い，無呼吸や呼吸抑制の早期発見にもつながる有用な呼吸モニターである。

② チーム医療の事例検討

 ディスカッションの視点

この状況で，あなたはそれぞれのメンバーに期待する役割は何か。
a. 受け持ち看護師A
b. ケアを介助した看護助手B
c. 臨床工学技士C
d. ICU担当医師D

→ 視点の解説

悪化する換気不良と酸素飽和度の低下から危機的状況になりつつある。

まずは「ICU担当医師D」に状況を伝え直接指示を仰ぐ必要がある。特定行為の中には気管チューブの位置調整や人工呼吸器の設定変更などの呼吸関連の行為がいくつか含まれ，ある一定の条件のもと手順書に沿って実施することは可能である。しかし，今回のような緊急かつ状態不安定な場合は医師から直接指示を得る必要がある。

「受け持ち看護師A」は患者情報，ICU入室後の状況を最も把握している存在である。処置の状況もAより伝達を受けることができる。また，これから何らかの介入や処置が必要になった場合は，受け持ちであるAの協力を得る必要がある。

「ケアを介助した看護助手B」も受け持ち看護師A同様，処置時の状況を聞ける存在である。処置の介助に加え，必要な物品がある場合に即座の調達が可能な大事なマンパワーである。

「臨床工学技士C」は医療機器の取り扱いの専門家である。医療機器トラブルの可能性が考えられた際には，医師，看護師がまず機器をチェックするが，状況によっては臨床工学技士Cに協力を仰ぐ必要がある。あなたと受け持ち看護師Aが患者の全身評価をしている際に，設定や接続など医療機器のチェックを委譲できれば大きな助けとなる。

 ⇒事例の続き

あなたは即座にICU担当医師Dに換気異常と酸素飽和度低下を連絡したが，まずは到着するまでにバッグ換気に切り替え，原因検索をするようにICU担当医師Dから指示を受けた。

アンビューバッグで酸素チューブをつなぎ，100％酸素で用手換気を開始するとSpO_2は99％に改善した。カプノメータの波形は，小さい波は一呼吸ごとに出てはいるが低く丸みを帯びた波形である。患者の口元ではバッグ換気のためにアンビューバッグを押すたびに空気が漏れている音が聞こえる。その場にいた臨床工学技士Cに人工呼吸器本体の作動確認を依頼した結果，特に機器の異常はないようである。

第2章 多職種協働実践を学ぶ

事例1

見える範囲で挿管チューブの閉塞はなく，用手換気ではガスはスムーズにチューブから押し入れることができ，呼気時にはチューブの内腔の曇りがあることが確認できた。患者の胸の上がりに左右差はない。循環の変動もなく，皮下気腫や気管の偏位もなし。

気管チューブの固定テープは唾液で濡れ，チューブの挿入長が門歯の位置で，当初より1.5cm浅く抜けてきている。チューブの固定テープは右口角から剥がれかけていた。首が伸展しており，気管チューブの先端は頭側へ移動（抜けかかり）し，このままでは抜去の危険がある。

カプノメータの波形がしっかりと描出されないことや口元の空気漏れの音からカフによる気管のシーリングが不十分となっている可能性が高い。これはチューブが頭側へ移動したことでカフの位置がより気管径が太い場所へ移動したり，声帯にかかっているのかもしれない。エアリークの原因として気管チューブのカフの損傷や，呼吸回路の接続の緩みも考えられるが臨床工学技士Cのチェックと今回の状況からはその可能性が低そうである。

あなたは今回必要な対処は気管チューブを元の固定位置（挿入長）と首の位置調整だと判断した。

気管チューブの位置異常をICU担当医師Dに電話連絡したが，ICUに到着するまでに10分程度の時間を要すると言われ，チューブを元の位置に調整し直すように直接，具体的な指示を受けた。受け持ち看護師Aと看護助手Bに協力してもらい，患者の頸部の伸展を解除し気管チューブを元の位置に調整し，カフ圧の調整を行い，元の呼吸条件の設定で人工呼吸器に再接続した。SpO_2 99%，カプノメータは正常波形が描かれ，E_TCO_2 37mmHg，呼吸は正常化し，5分後に到着したICU担当医師により問題がないことが確認された。しばらくして，血圧105/56mmHg，心拍数72回/分，SpO_2 98%，$EtCO_2$ 39mmHg。ここ数十分で血圧が徐々に低下傾向を認めている。患者は鎮静状態，呼吸状態は安定，血圧以外のバイタルサインの変動はない。尿量正常，出血所見なし。

事例の振り返り

受け持ち看護師Aと看護助手Bが体位変換・清拭を行った後，申し送りを受けている状況で，呼吸トラブルが起きた。近くに臨床工学技士Cがいたが，ICU担当医師Dは近くにはいなかった。即座に危機的状況だと判断したあなたは医師に連絡し，直接指示を仰いだが，到着まで時間を要するためバッグ換気への切り替えと原因検索を指示された。

原因の鑑別を開始し，受け持ち看護師Aから状況を聞きながら，機器の不調や異常がないかは並行して臨床工学技士Cに協力を要請し，アセスメントを行い呼吸トラブルの原因を気管

チューブの位置異常と判断した。あなたは、即座に対処しなければ換気状態の悪化が懸念されると考え再度ICU担当医師Dに電話連絡し指示を仰いだ。医師Dは到着まで時間を要するためチューブの位置調整を行うように具体的に指示。あなたは受け持ち看護師Aと看護助手Bの協力のもと患者の頸部の位置とチューブの深さを調整することで、換気状態は改善され危機的状況を脱することができた。その後の血圧低下では、血圧以外のバイタルサインの変動はなく緊急性が低いため、手順書に基づいて包括指示のもと特定行為（持続点滴中の降圧薬の投与量調整）を実施した。

今回は事例の中で、特定行為の実施に際して看護師が包括指示で行うべきではない場合を紹介した。急性期領域では緊急度が高いことや状態不安定な場合も多く、直接医師による評価や処置が必要なケースが多い。しかし今回のように急変時の対処を行い自分の手で患者を危機的状況から救えることも多いにありえる。

事例では受け持ち看護師Aと看護助手Bには患者情報収集、処置の介助を、近くにいた臨床工学技士Cには器械チェック等の協力を要請できた。緊急時で担当医師Dが不在であったが、電話連絡で情報共有を図りながら評価、指示を得ることができた。そして特定行為の技術と経験があったあなたがチューブの位置調整を依頼され実施した。このようにさまざまなチームメンバーが関わり、各々の役割を最大限活かすことができた事例である。

慢性期（外来）の事例から考える（インスリン投与量の調整）

事例 2　外来看護師Aは他の看護師2名とともに糖尿病患者への面接を定期的に行っている。

看護師Aの働く病院では、糖尿病患者が外来を受診する際、初めに採血をし、その結果が出た後に医師の診察を受ける。医師の診察を待つ間、看護師と管理栄養士が一緒に患者の面接を行う。薬剤師は必要に応じて面談する。糖尿病治療に当たるチームメンバーは合同カンファレンスを実施しており、個別の患者の情報を短時間で共有している。たとえば、検査結果に変化があったり、治療方針が変更されたときなどがそれにあたる（図）。

患者Bさん、70代後半、男性。30代のときに会社の健康診断で糖尿病を指摘され、治療を続けている。40代でインスリンを導入した。食事は妻が作り、食事のカロリーを細かく計算してはいないものの、おおむねバランスの取れた食事を規則的に摂取している。また、65歳で退職した後は、糖尿病発症時から始めた散歩が生きがいになっている。

現在、Bさんは朝・昼・夕食前と就寝前にインスリンを自己注射している。血糖の自己測定を朝・夕2回行い、血糖自己管理ノートに記載しており、これを外来受診時に持参している。

第2章　多職種協働実践を学ぶ

事例 2

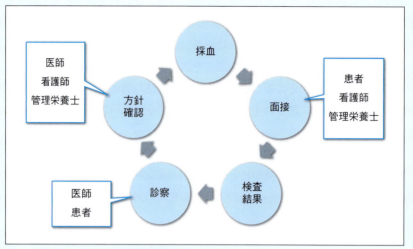

図　看護師Aの働く糖尿病患者の診察体制

　これまで継続的に受診してきたBさんだが，このごろ視力の低下が見られるようになった。日常生活に支障はないものの，網膜症が指摘されている。足先の感覚麻痺も出現し，糖尿病性腎症の第3期と診断された。しかしBさんは主治医と相談の上，「高齢のため透析は導入しない」と決めた。
　1月12日の外来受診時，看護師Aは血糖自己測定の結果を見て，Bさんが低血糖を起こしている日が複数あることに気がついた。

看護師A

1月は1日と10日，11日の朝に低血糖を起こしているようですが。

患者Bさん
え，そうなの？　気がつかなかったな。

看護師A

冷汗やそわそわする感じ，異常な空腹感などはありませんでしたか。

患者Bさん
いや，まったく感じかなった。低血糖症状ですよね，私は今まで一度もそんな状態にはなったことがないよ。

② チーム医療の事例検討

看護師A：前の夜の食事の量やメニューはどうでしたか？

患者Bさん：細かくは覚えていないけど，毎日一緒だよ。妻の手料理。

看護師A：どこかに出かけるなど，いつもと変わったことはありませんか？

患者Bさん：たぶんなかったよ。毎日夜の10時には寝ているし，散歩も欠かさずしている。

看護師A：インスリンを打つ時間帯はどうですか？

患者Bさん：まったく変わらなかったなぁ。

状況の解説
　Bさんは網膜症と加齢のために視力がかなり悪く，血糖以外の項目は書けない。
　記憶に頼って問診を進める。

看護師A：1月1日の朝は，インスリンを何単位打ちましたか？

患者Bさん：この日はね，打たなかったんだよ。

看護師A：打たなかったのには何か理由があったのですか？

患者Bさん
血糖が低かったから。測った血糖を見て，調節しているんだよ。

看護師A
血糖値が低いときはインスリンを打っていらっしゃらないのですね。血糖が高いときはどうですか？

患者Bさん
高いときはね，多めに打つんだよ。高血糖は怖いからね。腎臓を守らないといけないって，言ってただろ？

看護師A
そうですね。
腎臓を守るために血糖値のコントロールが大切だと説明しました。
そのことを生活の中で気にかけていらっしゃるんですね。

状況の解説
　Bさんは，医学的には正しくないものの，自分の血糖値をコントロールしなければならないという気持ちを持っていたので，その自己管理への意欲については承認をする。

看護師A
「血糖が高い」とBさんが考えるのは，何かルールがありますか？

患者Bさん
250を超えると高いな。

状況の解説
　患者さんなりに考え，決めたルールがあることが少なくない。
　まずは，それについて問診を進める。

看護師A
そうでしたか。では，1月1日の夜から2日の夜まで，Bさんのルールでは血糖値が高い状態が続いていますが，このときもインスリンの量を増やしていたんですよね？

② チーム医療の事例検討

患者Bさん
増やしていたよ。でも，血糖値は下がらなかったんだよ。

管理栄養士C
1日の夜のお食事のメニューや量は変わっていませんでしたか？

患者Bさん
量は増えてないよ。年をとると，たくさんは食べられないな。

管理栄養士C
お正月でしたけど，お餅は食べませんでしたか？

患者Bさん
食べたよ。でも，その分，ご飯は減らした。

管理栄養士C
お饅頭などは食べませんでしたか？

患者Bさん
そういえば食べたよ。お正月だもんね。

状況の解説
　食品交換表の中にお饅頭などが記載されていないことが多く，「食事」の中に間食は含まれていないと解釈する患者も珍しくない。

事例2　⇒事例の続き
　その後，高血糖だけでなく低血糖も危険だということを説明した。話をするうちに，Bさんには「高血糖は腎臓に悪い」という思いが強く，血糖が高いのにインスリン量を自己調整しないとしたら他にどうしたらよいのかわからないという不安を感じていることがわかった。
　その旨を主治医に報告・相談をし，「空腹時血糖200」という目標と，インスリン量の自己調節はせずに，外来時に一緒に相談するという提案をすることとなった。Bさんには主治医からその説明がされ，ほっとした様子で納得された。

第2章 多職種協働実践を学ぶ

事例2

　また，薬剤師とも話したいというBさんの意向があったので，薬剤師に面談を依頼した。その後6ヵ月が経過しているが，毎月の外来で確認する自己管理ノートでは，血糖はほぼ130〜200mg/dLで経過している。

　医師とは個々の患者の外来診察終了時に次回外来での指導方針を確認しあうことにした。また，食事指導については管理栄養士とは患者の面談に同席しているため，お互いの指導内容を共有することができている。糖尿病患者が自己調整していたことが明らかになった際には必ず理由を聞いて，自分の身体に関心を持っていること，考えたことを承認してからルールを決めるというスタンスを統一している。

　Bさんについては，医師，看護師，管理栄養士，薬剤師でHbA1c，GFR値の変化について注目していくこと，降圧剤を使用して血圧を120mmHg以下にすること，食事については塩分制限のみとすること，「腎臓を守る」ことをキーワードとして説明していくことを確認した。

　今後の方向性としては，蛋白制限を開始することとし，次回の外来時に説明することになっている。医師からは，今月の外来終了時に看護師と管理栄養士から蛋白制限の話があることを予告している。

ディスカッションの視点①

　スタッフの働く時間と場所が多様な場合，カンファレンスの時間を確保することは困難だが，このような状況ではどのように意思疎通を図ればよいか。

→ 視点の解説

　外来は病棟とは異なり，職種ごとに別々の場所で活動することが多い。そのような状況下では，患者に関わるすべての職種が前もって日時を決めて同時にミーティングをするのは負担が大きい。本事例のように，患者の抱える問題に対応して適切なメンバーがその都度タイムリーにコミュニケーションを図ることで，チーム医療は効果的に提供することが可能である。患者への対応方針の統一や現状と治療方針の共有がされていれば，全員が同時にミーティングに参加しなくてもよい。

ディスカッションの視点②

　患者と関わる時間が限定されていて，各職種が患者に対して別々に指導をしなければならないとき，方針の統一はどのように行うとよいか。

② チーム医療の事例検討

→ 視点の解説

　外来は患者と関わる1回の時間が短く，一度タイミングを逃すと次の機会までの期間が長いため，適時適切な関わりが求められる。一方で，慢性疾患は患者の病期によって治療方針の変更も珍しくない。しかし，長期的な付き合いが可能な部署とも言える。

　今回の事例では，大まかな方針と今後の見通しを共有していた。加えて，医師が，治療を変更する際には次回の外来時に変更するという予告の形をとることで，緊急に情報を共有しなければならない状況は回避できる。これにより外来終了後の余裕がある時間帯に情報共有ができることとなり，丁寧な意思疎通ができ，間違いも起こりづらくなる。疾患の特徴から，管理栄養士と看護師は同時に患者と面接することで，情報共有時間の短縮と多角的なアセスメント，タイムリーな患者指導が可能になる。

在宅の事例から考える

　在宅医療の現場は，常に医療従事者が観察できる場ではない。生活をするという場で，訪問看護師が限りある訪問時間のなかで，病態を理解し，アセスメントをし，より早期に異常を発見し，在宅で療養する方にとって負担となるような緊急入院を回避する結果になることが重要となる。そして，介護職も含めた他職種も異常に気づき，迅速な，または適切な対応がなされることが求められる。つまり，組織を超え見えない専門職と情報を共有しながらケアを提供していくことが重要となる。そういう状況の中で，特定行為研修を修了した看護師（以下，特定看護師）に求められることは何であろうか。

　また，対象となる療養者の医療・ケアにかかる経費が医療保険から支払われるのか介護保険なのか，介護支援専門員はどの事業所の誰なのか，普段利用している介護サービスはいつ，どのようなものなのかを知らなければ，情報をどこまで，どのように伝達するのかが難しくなる。さらに，特定看護師自身もどういった組織に所属し，どの立場で訪問をし，特定行為を行うのか，その場合の診療報酬はどうなるのか，その行為による在宅療養者の負担はどうなるのかを理解しておく必要がある。「何もかも一人ですべてを担えるわけではない」「顔の見えない相手とチームを組む」ということはどういうことなのか，日ごろよりチームで動くことの意味を考えることが必要と言える。

　以下に特定看護師が訪問看護ステーションに所属した場合の事例を想定し，多職種連携のあり方を考えてみたい。

> **事例3**
> あなたは長い病院勤務を経て，1ヵ月前より訪問看護ステーションで働く特定行為研修（創傷管理関連，創部ドレーン管理関連，栄養及び水分管理に係る薬剤投与関連）修了者である。担当している患者の1人にCさんがいるが，誤嚥性肺炎を起こし主治医（在宅療養支援診療所）が緊急往診をしたとの情報が入った。詳細は後

事例 3

ほど連絡があるという。Cさんへは同じステーションの訪問看護師も訪問を担当している。

　Cさんは70代，女性。2年前に脳梗塞で倒れ，急性期病院に入院，その後リハビリテーション病院へ転院し1年前から在宅療養生活を送られている。左半身麻痺，失語，摂食嚥下機能の低下があり，1日の大半をベッドで過ごし，要介護度5と認定されている。夫と2人暮らしで，夫も糖尿病があり，視力障害や下肢の神経障害があるなか，Cさんの介護を行っている。介護保険下で訪問看護は週2回，主な内容は状態観察，リハビリテーション，服薬管理指導（服薬セット），必要時排便コントロールや排泄ケア（おむつ交換）を行っている。他の介護保険サービスは，訪問介護は1日1回，通所介護は週3回，介護用ベッド・車椅子などの福祉用具サービスを利用している。

　ある日，在宅療養支援診療所のCさんの主治医より「Cさんの様子がおかしいと旦那さんから電話があり，緊急訪問診療をしています。38度台の発熱，軽く肺副雑音も認められ，誤嚥性肺炎と診断しました。食事は食べられているので，1日1回・朝の抗生剤を5日間処方します。今日の分は1回すぐに飲んでもらいます。今後も再燃する可能性があります。特定看護師の方がいると聞いております。今後のことを踏まえ手順書を作成しますので，よろしくお願いします。」と連絡があった。予定の訪問は明日で，あなたが訪問担当となっているが，ほとんどCさんのことを知らない。

 ディスカッションの視点①

明日の訪問に向け，必要となる情報は何でしょうか。

→ 考え方の例

事前に押さえておきたい情報

- これまでの概ねのCさんの意識レベル，バイタルサイン，呼吸状態を含め全身状態に関すること，慢性疼痛の有無や部位，リハビリテーション病院の理学療法士の所見（身体機能）。
- Cさんの生活状況：食事や水分摂取状況（普段はどのようなものをどのように摂っているのか，どのくらい摂っているのか），身長，体重の変化，排泄（回数や性状），服薬管理状況（抗生剤以外の薬の内容や服薬状況），活動睡眠（睡眠導入剤の使用の有無やその効果，日中の覚醒状況），夫の介護状況や健康状態。そして介護サービス計画を確認し，訪問介護の時間・内容，通所介護の曜日・内容，担当する居宅介護支援事業所および介護支援専門員を確認する。

② チーム医療の事例検討

→ 理 由

　これまでのバイタルサイン（特に呼吸数）や全身状態の状況を把握しておくことは、特定看護師として当然と思われるだろう。併せて生活状況を確認しておくことは、バイタルサインや全身状態に所見として出てこなくても、生活状況の変化に現れることがあるので、事前に把握しておくと異常の早期発見につながる。他の訪問看護師の所見を確認しながら生活状況の情報を収集し、小さな変化を逃さないようにしていくことが重要である。訪問介護や通所介護の利用内容について確認しておくことは、継続的に観察をすることが必要となったときに、どうつなげていくかを考える上で必要なことである。そして、できれば介護支援専門員に一報（電話やFaxなど）を入れておきたい。すでに主治医から情報提供されている可能性もあるが、介護保険制度で訪問看護を行っている以上、適宜連絡を取り合い、情報共有でき協力体制を作れるような関係性を築いておくことである。もちろん、これらのことを通して、訪問看護ステーション内でも共有しておくことが大前提である。

事例 3

⇒事例の続き

　Cさんについて同僚の訪問看護師、管理者の話を聞くと、訪問看護導入当初はギャッチアップしCさん自身でスプーンを持ち食事を摂っていたが、半年くらい前から夫による全介助で食べているとのことだった。食事の種類は、主食はおかゆを夫が作っているが、副食は嚥下支援食などを購入している。夫はせっかちなので、スプーンを運ぶ速度が早いのかもしれないことや、嚥下の確認ができていないのかもしれない、誤嚥性肺炎は初めてであるといった情報があった。訪問介護・通所介護の内容は連絡ノートがあるので、確認するようにとのことだった。

　翌日の午前、あなたはCさんの訪問看護を行った。Cさんは少し眠そうだが、あなたを笑顔で迎えてくれ、うなずくなど反応はよいようである。夫は「とりあえず落ち着いたみたいだけど、俺も疲れて眠たいよ」と疲れた様子である。

　バイタルサインを測り、体温37度台、脈拍90回/分、呼吸数20回/分、血圧106/50mmHg、酸素飽和度98％。湿性咳嗽はあるが肺副雑音はないことを確認した。開始している抗生剤について確認をすると本日の分は服薬ができていた。食事は少しむせながら、夫がスプーンで介助をし、摂取量は主食3分の1、副食2分の1、水分は湯のみ1杯であった。おむつ交換を行うと、寝る前に交換したという尿とりパット2分の1ほど尿があるが色は濃い。

　夫は自分の足の痺れや疲れを訴えていて、もう少し水分を取れるようにと説明をしても、あまり聞いていない様子である。訪問介護は今日の夕方1回排泄介助目的で入るとのことだった。明日は通所介護の予定で、発熱がなければ行って構わないと主治医に言われたという。

第2章　多職種協働実践を学ぶ

 ディスカッションの視点②
① 今後，予測されることは何か。
② 前述①に対し，考えられる対応は何か。（チーム医療の視点を踏まえて）

→ 考え方の例

①今後，予測されることは何か。

　昨日，そして今朝の抗生剤の服用の効果もあってか，解熱傾向ではあるが，水分摂取量が少なく尿量も少なく脱水に至る可能性がある。そのことは，脳梗塞の再発につながり，生命の危機につながる可能性がある。また，脱水に伴う認知機能の低下した状態で食事を摂ると，再び誤嚥のリスクも高くなる可能性がある。水分摂取を促したいところだが，夫に疲れもみられ，急かして飲水介助することでの誤嚥も懸念される。

②前述①に対し，考えられる対応は何か。（チーム医療の視点を踏まえて）

・夫の水分摂取介助の様子を観察し，手技を確認する。できているところは認めつつ，改善点があれば説明し再度，手技を確認する。排尿状況についても気にかけて，量が少なく色が濃いようであれば水分を増やすよう依頼をする。（1回量は少なく頻回に摂っていただく）
・訪問介護の協力が必要なこと（水分の促しや尿の量や色に気をつけること，発熱や意識レベルの変化などの観察点）を部屋のノートに記載をする。不明な点は，いつでも遠慮なく連絡をしてほしいなどの旨も記載する。
・通所介護でも訪問介護と同様に対応できるように通所介護への連絡ノートに記載をする。
・状態および上記の点について，担当の介護支援専門員に報告をし，訪問介護・通所介護の事業所への連絡，伝達を依頼する。今後起こりうること，その際に必要となる対応（脱水に対する特定行為）の可能性も説明する。また，介護支援専門員にとって不明な点を確認する。（医療系の知識が少なく不安を感じる人もいるので，質問しやすい雰囲気でやり取りすることも重要である）
・主治医への報告を行う。今後の予測および対応等を共有し，手順書の確認を行う。
・訪問看護ステーションの管理者への報告を行う。同時に，カンファレンスなどを通じ，他の訪問看護師と情報共有し対応などを検討する。

事例の まとめ

　在宅におけるチーム医療は，患者の生活の場に入っていくということ，そして異なる組織，異なる専門職，直接顔の見ない相手とのやり取りがあってのチーム医療である。お互いに相手の役割を認識し，協働していくためには，時には顔を合わせカンファレンスすることも重要である。特に，生活を支える介護支援専門員や介護職との協働が非常に重要で，どう協働していくかということを考えていくことが求められる。

③ コンサルテーションの方法

コンサルテーションの役割と意義

　各職種の役割拡大や専門性の特化が進む中で，多職種協働によるチーム医療を効果的に実現していくため，各専門家が協力しあい患者を診ていく必要性が高まっている。コンサルテーションは専門家の知識やスキルを最大限活用し，効果的で質の高い看護につなげる方法である。知り合いの医療者に相談することは日常的によくあるが，コンサルテーションは正式に専門家に依頼する方法であるため，その役割や意義，必要な作法や心構えを理解した上で実践する。

1. コンサルテーションとは

　コンサルテーションとは，ある課題に対して依頼を受けた専門家（コンサルタント）が利用できる資源を活用して，依頼者（コンサルティー）と協働しながら直接もしくは間接的に課題解決に向けた援助を行う方法である。具体的には，依頼者と協議しあくまで専門家としての意見や案を提供する役割を担う。

　看護師が行うコンサルテーションでは，患者への直接的なケアに関する内容だけでなく，医療チーム内の連携や指導方法に関する問題や葛藤，患者とその家族への精神心理的側面の支援方法，社会資源の活用など，全人的に人を捉える看護ならではの依頼も特徴的である。

　コンサルテーション（consultation）と似たような意味で使用される言葉には，「共同管理（co-management）」，「紹介（referral）」，「協働（collaboration）」，「監督・指導（supervision）」などが挙げられる。
　共同管理はコンサルティーへの援助だけでなく，コンサルタントが主体的に患者ケアに関わることを指す。紹介は専門家に対して治療やケアの管理を譲渡する状況を指し，その責任の所在も紹介先の専門家に移る。協働は，共同の目標を持ってお互いの専門性を発揮して問題解決を行ったり，新たなものを創造することを指す。監督・指導は監督や指導する立場からそれを受ける側との関係であるため責任は両者に伴うため，対等で上下関係がないコンサルテーションとは異なる関係性である。

---

2. コンサルティーとコンサルタントの関係性

　コンサルティーとコンサルタントはどのような関係性にあるべきだろうか。
　通常，看護は患者に対してケアを提供するものだが，看護師がコンサルタントの役割を担

う場合は，患者ではなく依頼者であるコンサルティーに対して責任を負うことになる。コンサルタントとコンサルティーは対等な立場であり，患者ケアやアウトカムの向上という共通の目標を持つ存在であるので，お互いに率直な意見を述べられる関係性が前提になる。実際の臨床現場では，立場の違いからくるプレッシャーが生じる場合も少なくないが，理想の関係が保てるよう心に留めておくことは大切である（図1）。ただし，率直に意見を述べようとするからこそ双方を敬う礼儀や尊敬の念を忘れてはいけない。丁寧に依頼したり，迅速に返信をするのは当然であり，意見の相違や仮に期待する結果が得られない場合にも真摯で冷静な対応が必要である。

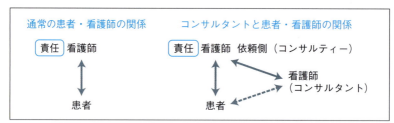

図1　看護師と患者の関係性

　患者ケアの責任はコンサルティーの看護師にあるので，コンサルタントの助言や提案を受け入れるかどうかはコンサルティーが判断する。コンサルタントはコンサルティーと相談し，了承が得られればコンサルティーと共に患者に接し，直接患者に説明を行うこともあるが，コンサルティーの看護の質を改善すること，また今後同様のケースが起きた際にコンサルティーがより効果的な看護ができるように援助をすることが，コンサルタントの役目である。

3．コンサルテーションの意義

　皆さんも「コンサルテーション」と意識せず専門的な知識がある人に何かを尋ねたり，教えを請うことがあると思う。その中で有益な情報や的確なアドバイスをもらえることは日常的に経験しているかもしれない。客観的な指標で看護のコンサルテーションの効果を検討した研究もあり，その中では患者の痛みや不安，合併症の低減や入院日数の減少，死亡率の低下等の報告も見られる[1)2)]。このように患者アウトカム（結果・成果）の改善を示す研究は徐々に増えてきている。医療技術の進歩や患者の高齢化，重症化に伴い医療や看護の専門化が進んでいくことは今後避けられない。現場で患者のケアに悩む場面や事例があれば，専門性に長けている看護師へのコンサルテーションは行う意義が大いにあるだろうし，患者のことを考えると迷わず行うべきである。

③ コンサルテーションの方法

実際のコンサルテーション～仮想事例を通してコンサルトに備える～

　ここではジェネラリストである病棟の看護師が，専門看護師に対してコンサルテーションを依頼するケースを通して，依頼を受けてコンサルテーションを行うまでのプロセスを紹介する。概念的には図2に示した流れになる。

　特定行為研修を修了しても，所属施設によって担う役割は多少異なると思う。それでも，特定分野の行為やそれに関連した判断について相談を受けたり，教育的な役割の発揮が期待されると思われるので，参考にしてほしい。また，他職種に対してコンサルテーションを依頼する際にも，コンサルテーションの受け方が理解できていれば，相手の立場に立った効果的な依頼をすることができると思う。

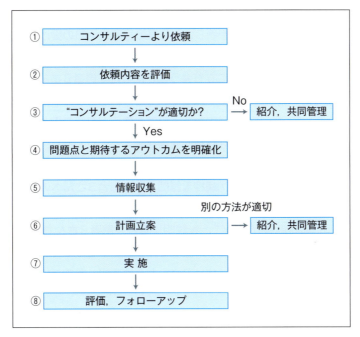

図2　コンサルテーションの過程

> **事例4**
>
> あなたは癌や疼痛管理に精通している看護師である。
> ①病棟看護師Aからコンサルトがあった。患者Bさんは，大腸癌術後に全身への癌の転移を認め，1ヵ月前から緩和ケア病棟へ入院している。癌性疼痛の増強のため，ベッドに寝ているだけでも痛みが辛くなってきており担当医から説明の上，麻薬が追加処方されたが患者Bさんが痛みをこらえ内服を避けている。
> ②病棟看護師Aは患者Bさんから，麻薬を使うと心と体が壊れるから使いたくないと話を受け，どのように患者に麻薬の説明をしたらよいのか困っている。今後の

第2章　多職種協働実践を学ぶ

> **事例4**
>
> ためにも病棟看護師A自身で同様の対処ができるようになりたいと言っている。
> ③病棟看護師Aがあなたに求めるのは，患者Bさんへの説明に関する依頼である。あなたはコンルテーションを受けることにした。④アウトカムは，病棟看護師Aが患者Bさんに麻薬に関する説明を行い，納得をした上で麻薬の使用も含め疼痛コントロールをつけられるようになることとした。
>
> 病棟看護師Aが説明を行うに当たって事前に知っておくべき情報は何だろうか。⑤病棟看護師Aの癌性疼痛や麻薬に関する知識がどの程度あるのか，患者Bさんが麻薬を拒否している理由や薬に関する理解度も知る必要がある。
>
> まず，あなたが病棟看護師Aと直接話した中では，麻薬の使用に関しての知識は十分とは言えなかった。⑥病棟看護師Aへの教育的介入がまず必要と判断し，直接資料を見せながら知識の共有を図った。その後，病棟ケースカンファレスに出席し，患者Bさんの治療方針や患者Bさん自身の疾患や治療の受け止め方などを聞いたが，あなたは患者Bさんからの情報が不足していると判断し病棟看護師Aへ相談，了解のもと患者へのケアに立ち会うことにした。患者Bさんと話す中で，なぜ麻薬の使用を拒むのかをあなたが探っていると，以前重度の喫煙歴があり禁煙をするまでに大変な苦労があった過去から，麻薬を使うとタバコのように身体的な依存が起きたり，覚せい剤のような精神的異常を来すと思っており，医療麻薬への誤解があることが聴取できた。
>
> その後，上記の点を踏まえ⑦病棟看護師Aから患者Bさんへの説明が行われた。タバコとの違いも含め，癌による痛みに対して麻薬を使用する限りは身体的・精神的依存が起こる可能性が低いことを説明すると，患者Bさんも納得した様子を見せ，痛みが強い場合は麻薬も上手く使ってみると返事をしてくれた。その後，⑧痛みのコントロールがつくようになりアウトカムは達成，あなたは今回のミッションが終了したと判断した。

→ 解説

①コンサルティーより依頼，②依頼内容を評価

依頼を受けたら，すぐに承諾をせず，まず依頼内容をよく聞いて，何が求められているのかを整理する。

③"コンサルテーション"が適切か？

整理した情報に基づいて，問題を解決する方法として，コンサルテーションが適切なのかどうか判断する。ここでは，高度な判断能力が求められる。緊急性は高くないか，コンサルタントの専門分野の範疇であるか確かめ，別の援助方法が適切な場合には他の専門家を紹介したり，コンサルティーとの共同管理という方法を選択する。

③ コンサルテーションの方法

　コンサルテーションを依頼された際，その依頼内容は必ずしも自分が過去に経験したり，精通していない場合がある。しかし，コンサルティーの期待には，利用できる資源を有効かつ効果的に活用する方法を教えてほしいということも含まれていると考える。

　たとえば，より専門的知識やケアを提供できる看護師や専門医への紹介や共同管理を提案することもあるかもしれないし，有効に活用できる資源の紹介，文献検討の結果を踏まえ特定の疾患や薬剤に関する知見を提供できる場合も少なくないはずである。

④問題点と期待するアウトカムを明確化

　コンサルテーションという方法を選択したら，次に問題点と期待するアウトカムを明確にしていく。コンサルティーが依頼したい内容をうまく整理できているとは限らない。コンサルティーのもつ専門的知識や情報の程度はさまざまであり，コンサルタントとの専門性が違うと問題状況を理解しあうのが難しいこともある。また，状況の緊急性が高い場合等にも患者の状態を順序立てて説明できない可能性がある。したがって，コンサルタントに何を期待しているのか，問題をみる視点がズレていないか，直接コンサルティーとの対話が必要である。互いの経験を活用しあうために，やりとりをしながら判断していくことが必要となる。

　書面でのコンサルテーションはプレゼンテーション能力による影響を受け，適切な情報伝達や問題の共有に至らないケースもある。齟齬や誤解が必ず存在しているものという前提で，問題点の共有を双方で確認しながら進めることが有効である。

　問題が明確になったらコンサルティーとともに期待するアウトカムを決めていく。目指す患者の状態，疾病の完治や検査数値の改善などアウトカムの基準も明確にしておこう。

　コンサルタントを依頼する立場から考えると，効果的にコンサルタントを活用するには，初めの依頼の段階で問題点や状況を的確に掌握し，コンサルタントに望むアウトカムまでクリアにした上で依頼内容がまとめられているとよいことがわかる。

⑤情報収集

　情報収集は具体的にはカルテからの患者記録，患者を知る看護師や患者家族へのインタビュー，患者への問診，文献検索などを行う。時には，目指すべきアウトカムの再検討のため，さらに詳細な情報収集が必要になる。

⑥計画立案

　問題状況を整理しアウトカムを設定したら，コンサルテーションをどう進めていくかについて具体的な計画を立案する。計画立案は，コンサルタントが計画を作り，それをコンサルティーに呈示する場合もあるが，最初から共同で作成することもある。

　計画する実施方法は問題状況によって異なる。患者に焦点を当て直接的なケアや治療のアドバイスを行っていく方法や，コンサルティーの専門知識の不足による問題であれば，教育的介入を中心に行う方法もある。

計画にはコンサルテーションを終了する基準も設定しておく。この時点で紹介や共同管理という方法が適切だと判断した場合には介入方法を変更する。

⑦実　施

計画を実施に移す段階では，最良の看護や医療が提供できるようコンサルタント自身が受け持ち看護師になった場合と同等の結果を目指していく。しかし，これまで説明した通り，アドバイスや提案を受け入れるか否かはコンサルティー次第であるので，計画通りに実施されない場合もある。今回の事例は，比較的単純なケースだが，実際の場面ではさらにさまざまな問題が複雑に絡み合っていることもある。実施したからこそ得られる手応えや情報を判断材料に加えて，計画や目指すアウトカムを修正していく柔軟性が必要である。

⑧評価，フォローアップ

実施の成果が現れてきたら，評価を行う。アウトカムが達成されていれば，問題の解決となりコンサルタントの役目は終わる。アウトカムが未達成，つまり問題が解決されない場合には，再評価の上で新たなコンサルテーション計画を立案するが，問題点や設定したアウトカムの再評価と共に共同管理や紹介など介入方法の変更も並行して検討する。

コンサルテーションの役割を終了する際には，その後のフォローアップの必要性およびその頻度も検討する。中には数ヵ月や数年にわたりフォローアップが継続されていくことがあるかもしれない。

事例のまとめ

コンサルタントを依頼する立場として

読者の皆さんがコンサルトを依頼する場合（コンサルティーになる場合），事前の情報収集をしっかりと行い問題点を明確にし，適切な専門家に対して，共有すべき問題点や目指すアウトカムの要点をまとめて伝えるよう心がけてもらいたい。これがスムーズな相互理解を促し，気遣いともなって生産性のあるコンサルテーションにつながっていく。

本章の理解が，皆さんがコンサルトを依頼する側，また受ける側の立場になるときに活かされることを期待している。

文献

1) Kennedy F, McDonnell A, Gerrish K, et al. Evaluation of the impact of nurse consultant roles in the United Kingdom: a mixed method systematic literature review. Journal of Advanced Nursing. 2011；**68**：721-42.
2) 野末聖香, 宇佐美しおり, 福田紀子, 他. 精神看護専門看護師によるコンサルテーションの効果. 看護. 2004；**56**：70-5.

参考文献

・Julie Vosit-Steller, Allison B. Consultation. In: Hamric AB, Hanson CM, Tracy MF, et al. Advanced Practice Nursing: An integrative approach（5th ed.）. Philadelphia. Saunders. 2014, p.213-36.

第3章

特定行為実践のための関連法規を学ぶ

① 特定行為関連法規

② インフォームド・コンセントの理論と演習

①特定行為関連法規

保健師助産師看護師法（昭和二十三年法律第二百三号）（抄）

第二十八条の二 保健師，助産師，看護師及び准看護師は，免許を受けた後も，臨床研修その他の研修（保健師等再教育研修及び准看護師再教育研修を除く。）を受け，その資質の向上を図るように努めなければならない。

第三十七条の二 特定行為を手順書により行う看護師は，指定研修機関において，当該特定行為の特定行為区分に係る特定行為研修を受けなければならない。

2 　この条，次条及び第四十二条の四において，次の各号に掲げる用語の意義は，当該各号に定めるところによる。

一　特定行為　診療の補助であつて，看護師が手順書により行う場合には，実践的な理解力，思考力及び判断力並びに高度かつ専門的な知識及び技能が特に必要とされるものとして厚生労働省令で定めるものをいう。

二　手順書　医師又は歯科医師が看護師に診療の補助を行わせるためにその指示として厚生労働省令で定めるところにより作成する文書又は電磁的記録（電子的方式，磁気的方式その他人の知覚によつては認識することができない方式で作られる記録であつて，電子計算機による情報処理の用に供されるものをいう。）であつて，看護師に診療の補助を行わせる患者の病状の範囲及び診療の補助の内容その他の厚生労働省令で定める事項が定められているものをいう。

三　特定行為区分　特定行為の区分であつて，厚生労働省令で定めるものをいう。

四　特定行為研修　看護師が手順書により特定行為を行う場合に特に必要とされる実践的な理解力，思考力及び判断力並びに高度かつ専門的な知識及び技能の向上を図るための研修であつて，特定行為区分ごとに厚生労働省令で定める基準に適合するものをいう。

五　指定研修機関　一又は二以上の特定行為区分に係る特定行為研修を行う学校，病院その他の者であつて，厚生労働大臣が指定するものをいう。

3 　厚生労働大臣は，前項第一号及び第四号の厚生労働省令を定め，又はこれを変更しようとするときは，あらかじめ，医道審議会の意見を聴かなければならない。

第三十七条の三 前条第二項第五号の規定による指定（以下この条及び次条において単に「指定」という。）は，特定行為研修を行おうとする者の申請により行う。

2 　厚生労働大臣は，前項の申請が，特定行為研修の業務を適正かつ確実に実施するために必

要なものとして厚生労働省令で定める基準に適合していると認めるときでなければ，指定をしてはならない。
3 　厚生労働大臣は，指定研修機関が前項の厚生労働省令で定める基準に適合しなくなつたと認めるとき，その他の厚生労働省令で定める場合に該当するときは，指定を取り消すことができる。
4 　厚生労働大臣は，指定又は前項の規定による指定の取消しをしようとするときは，あらかじめ，医道審議会の意見を聴かなければならない。

第三十七条の四　前二条に規定するもののほか，指定に関して必要な事項は，厚生労働省令で定める。

第四十二条の四　厚生労働大臣は，特定行為研修の業務の適正な実施を確保するため必要があると認めるときは，指定研修機関に対し，その業務の状況に関し報告させ，又は当該職員に，指定研修機関に立ち入り，帳簿書類その他の物件を検査させることができる。
2 　前項の規定により立入検査をする職員は，その身分を示す証明書を携帯し，かつ，関係人にこれを提示しなければならない。
3 　第一項の規定による権限は，犯罪捜査のために認められたものと解釈してはならない。

地域における医療および介護の総合的な確保を推進するための関係法律の整備等に関する法律（抄）（平成 26 年法律第 83 号）

（保健師助産師看護師法の一部改正）
第八条　保健師助産師看護師法（昭和二十三年法律第二百三号）の一部を次のように改正する。
（略）

附　　則

（施行期日）
第一条　この法律は公布の日又は平成二十六年四月一日のいずれか遅い日から施行する。ただし，次の各号に掲げる規定は，当該各号に定める日から施行する。
一　…（略）…附則第七条，第十三条ただし書，第十八条，第二十条第一項ただし書，第二十二条，第二十五条，第二十九条，第三十一条，第六十一条，第六十二条，第六十四条，第六十七条，第七十一条及び第七十二条の規定　公布の日
二　（略）
三　…（略）…附則第五条，第八条第二項及び第四項，第九条から第十二条まで，第十三条

（ただし書を除く。），第十四条から第十七条まで，第二十八条，第三十条，第三十二条第一項，第三十三条から第三十九条まで，第四十四条，第四十六条並びに第四十八条の規定，…（略）…　平成二十七年四月一日

四　（略）

五　…（略）…第八条の規定並びに第二十一条の規定（第三号に掲げる改正規定を除く。）並びに附則第六条，第二十七条及び第四十一条の規定　平成二十七年十月一日

六・七　（略）

（検討）

第二条　政府は，この法律の公布後必要に応じ，地域における病床の機能の分化及び連携の推進の状況等を勘案し，更なる病床の機能の分化及び連携の推進の方策について検討を加え，必要があると認めるときは，その結果に基づいて所要の措置を講ずるものとする。

2・3　（略）

4　政府は，前三項に定める事項のほか，この法律の公布後五年を目途として，この法律による改正後のそれぞれの法律（以下この項において「改正後の各法律」という。）の施行の状況等を勘案し，改正後の各法律の規定について検討を加え，必要があると認めるときは，その結果に基づいて所要の措置を講ずるものとする。

（保健師助産師看護師法の一部改正に伴う経過措置）

第二十七条　附則第一条第五号に掲げる規定の施行の際現に看護師免許を受けている者及び同号に掲げる規定の施行前に看護師免許の申請を行った者であって同号に掲げる規定の施行後に看護師免許を受けたものについては，第八条の規定による改正後の保健師助産師看護師法（次条及び附則第二十九条において「新保助看法」という。）第三十七条の二第一項の規定は，同号に掲げる規定の施行後五年間は，適用しない。

第二十八条　新保助看法第三十七条の三第一項の規定による指定を受けようとする者は，第五号施行日前においても，その申請を行うことができる。

第二十九条　政府は，医師又は歯科医師の指示の下に，新保助看法第三十七条の二第二項第二号に規定する手順書によらないで行われる同項第一号に規定する特定行為が看護師により適切に行われるよう，医師，歯科医師，看護師その他の関係者に対して同項第四号に規定する特定行為研修の制度の趣旨が当該行為を妨げるものではないことの内容の周知その他の必要な措置を講ずるものとする。

地域における医療及び介護の総合的な確保を推進するための関係法律の整備等に関する法律案に対する附帯決議（抄）

平成二十六年六月十七日 参議院厚生労働委員会

　政府は，公助，共助，自助が最も適切に組み合わされるよう留意しつつ，社会保障制度改革を行うとともに，本法の施行に当たり，次の事項について適切な措置を講ずるべきである。

一〜三（略）

四　保健師助産師看護師法の一部改正について
1　指定研修機関の基準や研修内容の策定に当たっては，医療安全上必要な医療水準を確保するため，試行事業等の結果を踏まえ，医師，歯科医師，看護師等関係者の意見を十分に尊重し，適切な検討を行うとともに，制度実施後は，特定行為の内容も含め，随時必要な見直しを実施すること。
2　特定行為の実施に係る研修制度については，その十分な周知に努めること。また，医師又は歯科医師の指示の下に診療の補助として医行為を行える新たな職種の創設等については，関係職種の理解を得つつ検討を行うよう努めること。

五・六（略）

看護師等の人材確保の促進に関する法律（抄）

（国及び地方公共団体の責務）
第四条　国は，看護師等の養成，研修等による資質の向上及び就業の促進並びに病院等に勤務する看護師等の処遇の改善その他看護師等の確保の促進のために必要な財政上及び金融上の措置その他の措置を講ずるよう努めなければならない。
2〜4（略）

（病院等の開設者等の責務）
第五条　病院等の開設者等は，病院等に勤務する看護師等が適切な処遇の下で，その専門知識と技能を向上させ，かつ，これを看護業務に十分に発揮できるよう，病院等に勤務する看護師等の処遇の改善，新たに業務に従事する看護師等に対する臨床研修その他の研修の実施，看護師等が自ら研修を受ける機会を確保できるようにするために必要な配慮その他の措置を講ずるよう努めなければならない。
2（略）

第3章 特定行為実践のための関連法規を学ぶ

(看護師等の責務)
第六条 看護師等は，保健医療の重要な担い手としての自覚の下に，高度化し，かつ，多様化する国民の保健医療サービスへの需要に対応し，研修を受ける等自ら進んでその能力の開発及び向上を図るとともに，自信と誇りを持ってこれを看護業務に発揮するよう努めなければならない。

② インフォームド・コンセントの理論と演習

インフォームド・コンセントとは？

　インフォームド・コンセント（informed consent：IC）は，医療の場における病気の診断や治療方針に関して，患者に必要十分な情報が与えられた場合，患者はその情報をよく理解した上で医師が提案する医療（診断・検査・治療）に対して，同意や拒否を自己決定できる患者の権利である。ICの成立によって，医療従事者は患者に対して医療行為を行う権限・許可を得，患者は医療行為に過失がない限りにおいて，その医療行為の結果責任を自らが負う。ICを欠く医療行為は，たとえその医療行為が過失なく行われたとしても違法とされる。

インフォームド・コンセントの歴史

　ICのコンセプトは米国の医療過誤裁判の中で生まれた。1957年，カリフォルニア控訴裁判所において，マーティン・サルゴは，「腰部からの大動脈造影検査をしたあと，下半身が麻痺したのは，医師らが検査による麻痺のリスクを警告しなったためで，医師らの過失にあたる」と訴え，判決は，医師らに「提案した治療への患者の知的な同意のために必要なあらゆる事実」を開示する義務を認めた。このサルゴ判決をきっかけに「説明と同意」から構成されるICの考え方が確立され，「治療の性格」「予後」「危険性」「利益」「リスク」「代替治療」等のあらゆるテーマが患者の自己決定に必要な情報と認定されることになった。
　一方，1964年の第18回世界医師会総会では「ヘルシンキ宣言」が作成された。ヘルシンキ宣言は世界医師会総会という医療団体自らが作った最初の規約であり，医学研究に関する内部からの統制の最初のモデルであると言われている。ヘルシンキ宣言はその後何度か修正を重ね，2000年10月の5回目の修正において，「インフォームド・コンセント」という文言が32の条文中5項目（22・23・24・26・32）に記載されるに至っている。
　米国では1973年の「患者の権利章典」（米国病院協会）で，ICを受けるにあたっての患者の権利の保障が示され，ICを含め，医師の行動に対して要求できる患者の権利が明確になった。

② インフォームド・コンセントの理論と演習

日本におけるインフォームド・コンセントの普及

　日本にはICの概念が1970年代に導入され，1990年代～2000年代にかけて，米国の「患者の権利章典」が1992年に改訂された際に，患者の権利として掲げられた12項目をモデルに類似の患者の権利章典を作成する試みが行われた。

　日本医師会倫理綱領も大きな変化を見せている。当初，日本医師会はICを「説明と同意」と訳したためにこの概念の革命的な意義が伝わりにくかった。2000年に日本医師会は「医の倫理綱領」を，2004年に解説付き「医師の職業倫理指針」を作成し，2008年にその改訂版を発行したことで，情報開示を求められた場合は「原則として開示しなければならない」としている。日本看護協会も2003年の最新版倫理綱領で，ICに関して，看護職が患者の権利の擁護者であることを強調している。本来，ICは医師が説明するものであるが，補助者に指示して説明させることもできる。医師が行うICに患者が十分に質問する機会がほとんどないのが実情であることから，医師の説明後に看護師がフォローを行うことによって患者は医師の説明を理解できる。患者の理解を積極的に助けることがICの場に同席する看護師の役割と考えられる。

医師としてのインフォームド・コンセント
～患者の自己決定権を実現するシステムまたは一連のプロセスとは～

1．ICの理念

　ICは，患者が医師等から診療内容等について十分な説明を受け，理解した上で，患者自身が同意し，最終的な治療方法を選択することである。ICは，本人に同意能力が認められる限り，そして他者や社会に危害を及ぼさない限り，自分自身に関する決定は自らが下し，他者によってコントロールされてはならないという「自己決定権の尊重（autonomy）」と，医療が達成を目指す患者の生命・健康の維持・回復は，個々の患者の視点に立つ立場から捉えられたものでなければならないという「患者の生命・健康（ひいては幸福）の維持・回復」をその理念としている。

2．ICの成立要素

　ICの成立要素としては，①患者に同意能力がある，②医療従事者による，病状，医療従事者の提示する医療行為の内容・目的とそれに伴う危険，他の方法とそれに伴う危険，何もしない場合に予測される結果等についての適切な説明がある，③医療従事者の説明を受けた患者の任意の意思決定による同意がある（医療行為の実施を認め，医療行為に過失がない限り，その結果を受容する），の3点が必要とされる。

　IC成立に必要とされる同意能力は，同意の対象となる医療行為に応じて定められなければならないとされている。本人に同意能力がない場合，その意思決定に従って医療行為の実施の可否を決めることはできず，代諾が必要になる。未成年者の場合は親権者，成人の場合は家族

や後見人が代諾者になる。逆に本人に同意能力がある限りは，他者に対する危害を防止するために医療を強制的に実施する場合を除いて患者の意思決定に反した医療行為を行うことはできない。

3．ICの適用が免除される事由

ICの要件の適用が免除される事由として次の3点が挙げられる。

①緊急事態

緊急事態とは，患者の状態に想定外の変化が生じ，その救命・健康維持に迅速な対応が必要な場合であり，基本的には，時間的余裕があれば患者は同意したであろうことが推定できることが必要である。詳しい説明をする時間的余裕はないが患者から一応の同意を取り付けることが可能な場合には説明用件のみが免除され，一方，患者に意識がなく，代諾者にも接触できず，かつ緊急に医療の実施が必要とされるような場合には説明要件だけでなく同意要件も免除される。ただし，患者が予め希望を残している場合（リビングウィルなど）には注意を要する。

②治療上の特権

医療行為に関して，真実の説明をすることで，患者の合理的な意思決定が妨げられる場合および患者の健康が損なわれる場合は，ICの要件の充足が免除されるとされてきた。治療上の特権によるIC適用の免除は，自己決定権の保護と相反する可能性も強く，適用は慎重になされなければならない。

③第三者に対する危険防止のために必要な場合

他者を害する恐れがある患者については，本人に同意能力があっても，他者を防止するために必要な医療行為を本人の同意なしに行うことができる。

4．ICにおいて説明すべき内容

ICにおいて説明する内容は次の3点が挙げられる。

①病名・病態，提示される医療行為（目的，方法，附随する危険），代替可能な他の方法，何もしない場合の予測等，特に代替方法の説明は重要である。

②患者から「医療行為がなされる以前にその説明を聞いておきたかった」と主張されても仕方がないような事項

　（a）通常の患者の決定に重要であると考えられる事項

　（b）医師が知るまたは知り得る当該患者の事情に照らして重要であると考えられる事項

③医療水準に照らしてその発生を回避することが不可能とされる死亡や合併症の危険についても説明が求められる。

5．ICの法的効果

ICを行うことで，医療従事者は患者に対して医療行為を行う権限・許可が与えられる。患者は医療行為に過失がない限り，当該医療行為の結果についての責任は自らが負う。

十分なICに基づかない医療行為は民事上の責任を発生させるが、これは2つの場合に分けることができる。(a) 当該医療行為に過失があり、身体的な損害が発生した場合 (b) 当該医療行為に過失がなく、身体的な損害が発生しなかった場合である。当該医療行為自体に過失がなく、患者に健康上の悪化がなかった場合でも行為者等は民事上の責任を問われうる。

ICを欠く医療行為がただちに刑事責任を問われるわけではない。医療従事者による行為が刑法上問題になるのは、当該医療行為により患者に死亡や傷害という結果が生じた場合が大半である。当該医療行為の実施者の患者の死亡や傷害という結果に対する過失の有無が重要になる。

医師の説明義務

医師の説明義務は説明の性質と義務違反の場合の法的効果の違いによって2種類に大別される。1つは、患者に対する日常生活上の注意や服薬・通院の必要性等の指導のための説明であり、もう1つは、患者の自己決定権を保障するためのいわゆるICの説明義務になる。

一般に、法的には医師が当該医療行為を患者に説明し、説明を受けた患者とともに決定した時、当該医療行為は契約内容となると同時に患者の同意によって正当化する。ところが、説明の内容となる情報は、対象となる患者や家族によって知識や理解度に違いがあることから、説明する医療者側、同意する患者側双方に説明義務に対する認識にずれが生じる可能性がある。

ICは、一方的に医療者側から患者側に説明がなされればよいものではなく、患者側に配慮しつつ、双方の十分な理解を目指して行われるべきものと考えられる。どこまで説明すべきかについては、①合理的医師説（善良なる管理者としての医師・合理的な医師であれば説明するであろう情報が説明されるべき）、②合理的患者説（平均的ないし合理的な患者であれば重視するであろう情報が説明されるべき）、③具体的患者説（当該具体的患者が重視する情報が説明されるべき）があるが、判例が求める説明の程度・範囲は、具体的患者説の考え方に近いとされる。

インフォームド・コンセントと告知

1. ICとがん告知

近年、がんの治療成績向上とICの考え方が広く普及したことで、患者に「がんの告知」をすることが前提になり、告知後の患者の心理的苦痛をどう支援していくか、その後の治療方針の決定を医療者と患者が情報を共有することに焦点があてられるようになっている。ICとがん告知を考える上で留意すべき点は、①「がんの告知」に始まるさまざまな悪い知らせをどのように伝えるか、②告知後の患者・家族の心理的苦痛をどう支援していくか、③ICの対象を患者とその家族と捉える、の3点である。

2.「悪い知らせ」の伝え方

「悪い知らせ」を円滑に伝えるためには,医師・患者間の良好なコミュニケーションを構築する必要がある。現在,悪い知らせを伝えることに特化した効果的なコミュニケーション技術がいくつか提唱されており,医療者側はこうした技術を習得することが重要である。

日本では,日本人のがん患者,がん治療医を対象にした調査結果から,日本では悪い知らせを受けるときに,患者は医師に対して,①Supportive environment(支持的な環境設定),②How to deliver the bad news(悪い知らせの伝え方),③Additional information(付加的情報),④Reassurance and Emotional support(再保証と情緒的サポート)の4つを望んでいることがわかり,これらの頭文字を取ってSHAREと命名されたコミュニケーション技術が作成されている。SHAREは日本緩和医療学会と日本サイコオンコロジー学会が普及を推進しており,日本で最も多く用いられているコミュニケーション技術である(図1)。

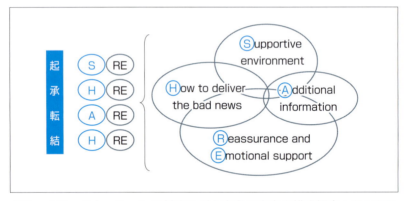

図1　コミュニケーションに対するがん患者の意向の構成概念:SHARE

3. 終末期に必要とされるICに代わる「合意形成」

終末期においては,全身状態の悪化やせん妄等の意識障害のために,患者自身が意思表示や判断・同意する能力に乏しいと考えられる状況が現れる。こうしたケースでは患者自身からICを得ることは困難であり,家族等のキーパーソンに代理意思決定を求めることが妥当である。また,終末期では患者・家族に残された時間が非常に少なくなるため,ICという概念に加えて「合意形成」による意思決定が重要になる。ICが医療者側の説明に患者が納得した上で同意するのに対して,合意形成では医療者と患者・家族のあいだで医学的判断だけでなく,患者の事情や価値観・死生観等の人生の物語に踏み込み,患者の人生にとって最善は何かという観点からの判断が求められる。最近では,予めリビングウィルを残しておく患者も多い。

▶ 看護師の役割

ICにおける看護師の役割は,あらゆる意思決定の場面で患者およびその家族を支援するこ

とである．上野らは，ICにおける看護師の役割を，緩和ケアにおけるICを例に，ICの前・中・後に詳述している．その内容の要点を示すことで，緩和ケア以外にも応用できる「ICにおける看護師の役割」を考えてみたい．

1. IC前の看護師の役割

IC前には，患者が身体的・精神的に安定した状態で話し合いの場に臨めるように全人的苦痛に対する症状マネジメントを行うとともに家族の身体的・精神的な側面も観察し，必要時に介入する．ICのための場所や時間は，患者・家族が落ち着いて安心できる環境を調整する．同席の承諾については，大切な情報を共有したいこと，話の中で不明瞭なところを補足説明したいこと，患者の権利を守れるように配慮する役割としてそばにいたいことを伝え，同席することについて了解を得る．

いずれにしても，意思決定支援のサポートのためには患者・家族と医療者の信頼関係構築が何よりも重要であり，状況によっては短時間で信頼関係を構築するスキルが求められる．

2. IC中の看護師の役割

ICに際してはアドボカシーとしての役割を意識し，患者・家族に寄り添うことが求められる．患者・家族の表情や言動を観察し，感情の揺れや認識の程度の把握に努めるとともに，医師は必要な情報をわかりやすく，かつ漏れのないように伝えようと懸命になり過ぎるあまり余裕がなくなる場合も少なくないことから，医師の心理的側面に配慮しながら，伝えるべき情報に不足はないか支援する．話の途中で時々声をかけ，質問しやすい雰囲気を作る．患者・家族側に感情の発露がみられた場合はタッチングなどを行いながら寄り添い，引き続き話し合いが継続できるのか，患者・家族に確認するなどのケアを行う．

3. IC後の看護師の役割

IC後の看護師の役割は，ICでつらい話を最後まで聞いたことについてねぎらい，その努力を支持するとともに，患者・家族の意思決定のプロセスを引き続き支援することである．感情の揺れが強い場合は，落ち着くまでそばにいる．必要に応じて専門家にコンサルトする．医師の説明が正しく伝わっているかを再度確認し，説明不足があれば，わかりやすい言葉や表現で説明する．理解はしているが受け入れがたいという心理的な対処規制が働いている場合もあるので注意が必要である．患者と家族の間に，あるいは患者の中において意見の相違がないかを確認し，意見の相違がある場合は相違をなくすための支援を行う．患者・家族が勇気をもって決定した決断は最善の決断であることを認め，指示する．

ICにおける看護師の役割の実効性を高めるためには，コミュニケーション技術，倫理的思考力が必要になる．そのための系統的な教育プログラムの確立が求められる．

参考文献

- 松井英俊. インフォームド・コンセントの歴史的展開から得られた患者-医療従事者関係の検討. 看護学統合研究. 2004；**5**：66-73.
- 岡本珠代. インフォームド・コンセントの50年. 人間と科学：県立広島大学保健福祉学部誌. 2010；**10**：1-8.
- 丸山英二. インフォームド・コンセントの要件―法と倫理. 第116回日本皮膚科学会総会. 教育講演46.
- 白崎修一. 医師の説明義務について. 札医通信476号（2007年4月20日）.
- 古川原明子. 治療行為とインフォームド・コンセント法理. 現代法学. 2012；**20**：115-55.
- 上野博司, 藤本早和子, 細川豊史. 緩和ケアとインフォームド・コンセント. 京府医大誌. 2016；**125**：549-57.

第4章
手順書の作成過程を学ぶ

① 手順書の位置づけ
② 手順書の作成演習

① 手順書の位置づけ

はじめに

　特定行為研修では,「根拠に基づいて手順書を医師,歯科医師等とともに作成し,実践後,手順書を評価し,見直すプロセスについて学ぶ」ことが求められている。ここでは,特定行為を実践するために必要な手順書について説明し,その後,手順書の作成演習について事例とともに解説する。

手順書とは何か

　特定行為研修を終了した看護師は,手順書があれば医師または歯科医師(以下,「医師」)の判断を待つことなく特定行為を実践することができる。ここでいう「手順書」とはいわゆる看護手順書とは違い,その行為の手順が順序だてて詳細に書かれているものではない。特定行為の際に必要な「手順書」とは,看護師が診療の補助として特定行為を実践するための医師からの指示が記載された文書で,項目が指定されている。

手順書の内容

　「手順書」の内容については厚生労働省が定めている(表1)。

表1　厚生労働省令で定められた手順書に記載すべき6項目

1	当該手順書に係る特定行為の対象となる患者(以下,「患者の特定」)
2	看護師に診療の補助を行わせる患者の病状の範囲(以下,「病状の範囲」)
3	診療の補助の内容(以下,「診療の補助の内容」)
4	特定行為を行うときに確認すべき事項(以下,「確認すべき事項」)
5	医療の安全を確保するために医師または歯科医師との連絡が必要となった場合の連絡体制(以下,「連絡体制」)
6	特定行為を行った後の医師または歯科医師に対する報告の方法(以下,「報告方法」)

(厚生労働省「特定行為に係る手順書例集」
http://www.mhlw.go.jp/file/06-Seisakujouhou-10800000-Iseikyoku/0000112464.pdfより引用)

① 手順書の位置づけ

1．患者の特定

手順書には対象となる患者の範囲について明確に記載する。手順書に書かれている内容が特定行為を実施するための「必要条件」である。ここに記載するのは対象となる患者の個人情報（氏名やIDなど）ではなく，一般的にどのような患者を対象として想定しているのかを示す情報である。たとえば「手術後2日以上経過した患者」「黒色壊死組織を認めてから14日以上経過している」「全身状態が安定している」などである。

2．病状の範囲

看護師が手順書に従って，特定行為を実施してよい患者の状態を示すものである。特定行為を実施するための「十分条件」とされている。「鑑別すべき病態が他になく，医師に相談しても行うべきことが変わらない」状況を示す内容となる。たとえば「意識状態の変化なし」「体温が37.5度未満」などである。

3．診療の補助の内容

特定行為の名称を記載することになっている。たとえば「創部ドレーンの抜去」などである。実際の詳細な行動順序や必要物品については，原則としてここには記載しない。

4．確認すべき事項

実施前に確認すべき事項は「病状の範囲」の部分に記載しているため，ここには実施中と実施後（直後と少し時間が経ってから）に確認すべき内容として特定行為の効果，合併症などを記載する。その結果，どういう状況であれば医師に連絡するのかも必要である。

5．連絡体制

医療の安全を確保するために医師等への連絡が必要となった場合の連絡体制について記載する。緊急時の電話番号などについても，記載することが期待されている。

6．報告方法

現場にあった方法を記載することになっている。しかし，いかなる状況の現場であっても，診療録への速やかな記載は不可欠であるとされている。

手順書の活用

実際に臨床で患者に特定行為を行う場合，同じ内容の行為であっても患者の疾患や全身状態などによって，手順書による指示の範囲内かどうかという判断の難易度は異なる。また，その特定行為を実施しようとする看護師自身の能力や，そのほか周囲の医療者のサポート力によっても，その行為を看護師が行ってよいかどうかは大きく影響される。このため，特定行為を実

施してよい患者を決める「患者の特定」と「病状の範囲」はそれぞれの施設の状況によって違ってくる。

厚生労働省は2019年5月現在認められている38の特定行為について，手順書の具体例をホームページ上で公開している（「特定行為に係る手順書例集」http://www.mhlw.go.jp/file/06-Seisakujouhou-10800000-Iseikyoku/0000112464.pdf）が，ここに示されているのは一般的な例であるため，手順書例をもとにして，研修受講者の所属施設の状況に合った独自の手順書を作成する必要がある。

② 手順書の作成演習

研修で実施する手順書の作成演習の目標は，研修受講者が所属施設に戻ってから実際に使用する手順書を作成できる力をつけることである。したがって，研修修了後に自施設に帰ってから自身で関係者に協力を求めながら実践できるために，必要な知識や技術は何なのかということを考えながら作るとよい。

演習の流れ

手順書の内容は「患者の特定」「病状の範囲」「診療の補助の内容」「確認すべき事項」「連絡体制」「報告方法」の6項目を網羅している必要がある。

これらは簡潔にポイントを示すようにする。あくまで患者個人の指示書ではなく，複数の患者に使用する手順書であるため，個別具体的な詳細は記載しないことになっている。分量はA4用紙1～2枚程度が目安である。

次頁に示したのは，JCHO東京新宿メディカルセンター（以下，新宿メディカルセンター）の特定行為研修の手順書の作成演習の際に使用したワークシートである（図1）。このワークシートには手順書に書くべき7項目それぞれに対応した備考欄を設け，各項目について想定される具体的な行為を考える（思考プロセス）を書き，その上で生じた疑問を記載することとしている。

新宿メディカルセンターの演習では，この「備考（思考プロセス，疑問点等）」欄が，研修生が記載内容の適切さを検討するポイントとして，重要な役割を果たしている。

以下に，実際の演習の流れを例として示す。

② 手順書の作成演習

手順書　[脱水症状に対する輸液による補正]
ID ＿＿＿＿＿＿＿＿＿＿＿＿＿
患者氏名 ＿＿＿＿＿＿＿＿＿＿＿
生年月日 ＿＿＿＿＿＿＿＿＿＿＿

指示医師 ＿＿＿＿＿＿＿＿＿＿＿＿＿
実施担当看護師 ＿＿＿＿＿＿＿＿＿＿

（医師が手順書の対象となる患者の選定（選定基準））

＜当該手順書に関わる特定行為の対象となる患者＞
1. 経口摂取量が少なく、飲水も十分にできていない状態が3日以上続いている患者
2. 嘔吐下痢などの消化器症状が3日以上続いている患者
3. 発熱発汗が3日以上続き体液量の減少が疑われる患者

＜看護師に診療の補助を行わせる患者の病状の範囲＞

内　容	備考（思考のプロセス・疑問等）
1. 脱水症状の有無 　自覚症状：口渇、全身倦怠感、脱力感、 　他覚症状：皮膚乾燥の所見（口腔内の乾燥、皮膚の乾燥）、尿量の減少 2. 平素の状態と比較し意識レベルの変化がない。 3. ショックバイタルを呈していない。 　血圧：90mmHg以上 　脈拍：60〜90回/分　高度の不整なし 　呼吸数：10〜20回/分 4. 血液データの顕著な異常がない 　Na、K、Cl、BUN、Cr、TP、Alb、血算（Ht、Hb）、浸透圧 5. 心機能・腎機能の著明な悪化がない。 6. 感染症がないか、あっても適切な治療を受けている。 7. 脱水症状の程度 　1) 軽度：脱力感、頭痛、倦怠感、食欲不振、立ち眩み 　2) 中等度：強い口渇感、口腔内乾燥、悪心嘔吐、めまい 　3) 重度：精神神経症状（不全感、幻覚、小脳症状等）、血圧低下、頻脈、体温上昇、循環不全	1. 脱水兆候を示す症状の確認が必要。 2. 意識レベルが変化は緊急性があり、病状の範囲を超え、医師へ報告が必要であるため。 3. ショックに至る急性疾患や重篤な病態が隠れている可能性があり、医師への報告が必要となるため。 4. データを確認し、異常の判断に困った場合は医師に報告する。 【疑問点】報告する数値については予め決めておいた方が良いか。 5. 心不全・腎不全の既往がある場合は、原疾患による影響が考えられるため、心不全・腎不全などがないことを確認する。既往がある場合は平素より機能低下がないことを確認する。機能低下の恐れがある場合は医師の確認を要し、補液量、補液速度は調整が必要である。 6. 感染症による脱水の場合は、感染症の治療も並行して行う必要がある。感染症がないか、あっても適切な治療がすでに行われていることを確認する。 7. 1) は軽度の脱水症状で輸液実施の判断となるが、3) は重症の脱水症状であるため、医師への報告が必要。2) の中等度は症状の程度により、対応可能か否かを判断すべき段階である。

＜診療の補助の内容＞

内　容	備考（思考プロセス、疑問点等）
1. 脱水症状に対する輸液補正 　・高張性脱水には低張性（ST1や5%ブドウ糖） 　・等張性・低張性脱水には細胞外液（ソリューゲンF）や生理食塩水を用いる 2. 用量を1,000〜1,500ml／日とする。	1. 脱水症状の程度により使用輸液を決めることが必要となる。 2. 1日量を決めて実施することで、肺水腫に移行しないよう投与量を考える。 【疑問点】投与時間も決める必要があるのではないか。

図1　手順書作成演習時のワークシート

（JCHO東京新宿メディカルセンターより提供）

①手順書（案）を作成する

　手順書を作成する際は，厚生労働省が示している手順書例を参考にすることが推奨されている。これを土台にして，自身の職場に合わせて作り変えていくことで考えやすくなる。

　新宿メディカルセンターでは，「備考（思考プロセス，疑問点等）」に，自分が実際に行うべき行為をどのように考えて結論に至ったのかということや，「自分はこんな風に考えたけれども，特定行為としてどこまで自身で判断してよいのか」という疑問点等を記載している。そうすることで思考過程が整理され，実際の行為のイメージ化につながる。

　手順書がA4用紙1〜2枚という限られた内容のみで構成しなければならないため，作成演習においては備考欄が7項目についてそれぞれ評価する際の思考の「見える化」の役割を果たす。

②研修生同士で共有する

　作成した手順書の内容について他者と検討する段階である。作成した手順書を実際の患者の事例を用いてシミュレーションし，検討を行うとよい。その際，背景や重症度の異なる複数の患者の事例を用いて議論することによって，記載内容の過不足や表現のあいまいさが明確になり，内容の洗練が進む。

　患者に特定行為を実施する前の「看護師に診療の補助を行わせる患者の病状の範囲」については特に注意深く議論するとよい。これは対象患者に特定行為を実施してよいかどうかという「適応」または「妥当性」を判断する項目であり，特定行為を行う際に看護師が実施する最も重要なアセスメントといっても過言ではない。

③指導者からのアドバイスを受ける

　研修生同士で議論し修正した備考を含む手順書ワークシートについて，指導者からアドバイスを得る。その際には，修正までの過程についても説明する。これにより，手順書の作成に至った思考過程の適切さについてもアドバイスを受けることができ，医師をはじめとした指導者の診断に至る思考過程を学ぶ機会となる。

④実習で使用してみる

　手順書が完成したら，可能であれば，実習で手順書を使用することが望ましい。実際に活用することで自作の手順書の新たな課題が明らかになるだろう。また，他職種に手順書を説明したり，理解を得る方法を学ぶことができる。

⑤必要に応じて修正する

　実習で手順書を使用した際に気づいた点を，自身で調べたり，指導者に質問したりして，手順書を修正してみる。内容に加えて，その手順書に関わることが想定されるすべての関係職種にとって誤解なく理解可能か，また，活用可能な内容になっているのかなどについても検討する。関係者全員が理解できて誤解のない用語を使用しているか，レイアウトや文字の大きさは見やすいかなども大切である。

　自身の所属施設以外で実習している場合は，作成した手順書を実習で修正しても，自施設でそのまま利用することはできないだろう。ただし，自ら手順書を作成し，これを利用・修正するという一連の流れを学習することによって，自施設に応じた手順書を作成するための予行演習となる。

> 　所属施設に戻ってからの手順書を作成する過程では，特定行為を行う看護師自身のアセスメント能力の向上の他に，医師および看護管理者との相互理解の促進も期待できる。
> 　たとえば，「脱水症状に対する輸液による補正」の特定行為を例に挙げて説明する。手順書を作る際には，実際に指示を行う医師，輸液製剤に関わる薬剤師や，カルテへの記録方法については看護記録を担当する委員会担当者など，さらに，医療安全に関連して医療安全管理者，全体の管理等については看護管理者などとともに，特定行為の実施に関連する多職種などで手順書の内容や運用について議論し合意を得る必要がある。
> 　また，これらの議論のプロセスを通して「脱水症状に対する輸液による補正」の特定行為実践に深く関わる人々とのコミュニケーションを深めることで違う立場に立つ人の意見を聴いたり，自身の考えを伝えたりすることでお互いの理解が進み，チーム医療を促進することにつながる。それと同時に関係者の特定行為そのものや，一緒に作り上げた手順書の理解も深まり，特定行為が実践しやすくなる。

第 5 章

特定行為研修の活用と実践過程の構造

① 特定行為の実践過程の構造

② アセスメント，仮説検証，意思決定の理論

③ アセスメント，仮説検証，意思決定の演習

④ 特定行為研修のアウトカム

① 特定行為の実践過程の構造

　実際に特定行為を行う場合には，目の前の患者の状況や状態，緊急度や重症度によって，担当医師が直接対応するか，医師の具体的指示のもとに研修を修了した看護師が実施するかを決定することになる。また，その際にどのような職種を巻き込んでいくかについても考え，協働していかなければならない。

　このような判断を行うには合理的な問題解決思考，すなわち問題を解決してどうなりたいのかという目的を明確にしたうえで必要な情報を収集し，これをアセスメントして問題と解決目標を設定したのち，目標に到達するための介入計画立案と実施を行うこと，そして介入後には目標・目的に照らして評価を行い，これを繰り返すことが必要である。これは看護過程と同様の思考過程である。しかし生活全般について問題を見出し，実施と評価を繰り返しながら解決していこうとする看護過程と異なり，特定行為の場合にはより焦点的に，その行為を行うか行わないか，行うとしたらどのように行うかを明確な根拠をもって決定することになる。

　このため，特定行為研修では，その実践過程をアセスメント，仮説検証，意思決定という段階で説明している。意思決定に至るプロセスは図1のように示すことができる。

```
《Step 1》目的と決定事項
       ：何のために何を決めたいのかを明らかにする。
《Step 2》期待する成果＝目標
       ：何を達成すれば決定事項が実現するのかを明らかにする。
《Step 3》案の選択
       ：目標を実現するための案を複数挙げ，最適案を選ぶ。
《Step 4》リスク対策
       ：最適案を実行する際のリスクを予測し，対策を用意する。
《Step 5》実行
       ：選択案を実行に移し，初期の目標を達成する。
```

図1　意思決定に至るプロセス

　このプロセスを丁寧に進めることで，手順書を患者の状況に応じて適切に活用することができ，「指示されたから」または「指示されなかったから」という理由ではなく，明確な根拠をもって行為の実施を説明することができる。つまり，チームメンバーとして与えられた役割を責任をもって果たすことができるために不可欠な思考能力と言えよう。

② アセスメント，仮説検証，意思決定の理論

　ここからは実践過程を段階ごとに説明していく。その際，まず医師や専門看護師が行う行為の実践過程を説明し，ついで特定行為において必要な実践過程を解説する。なお，当シリーズ『臨床推論』にも詳細が記載されているので参照してほしい。

アセスメント

　アセスメントは，入手できる主観的情報，客観的情報を収集し，その情報を整理し情報の持つ意味を評価し，問題点を明確にしていくプロセスである。

1．情報収集と整理および意味の分析

　仮説を形成する前提として，基本的なバイタルサインチェックを行い，続いて系統的な病歴聴取やフィジカルアセスメントを行う。

　問診，病歴聴取は患者の主訴を中心に発現している症状とその根底にある疾患を推察する重要な情報源となる。患者の表現力や表現方法はさまざまなため，オープンエンドクエスチョン（Yes，Noで答えられない質問）で患者自身の言葉で表現してもらうことも，より正確な把握につながる。限られた時間もしくはバイタルサインが不安定な状況で，最低限必要な病歴を聴取して，緊急性が高い疾患を鑑別しなければならない場合もあり，簡便に最低限の項目のチェックができるよう略語化し活用されているツールがある。たとえば，病歴聴取ではSAMPLE，症状を聞く際にはOPQRSTが知られている（表1，2）。一方，時間的に余裕がある場合や慢性疾患の診察などでは全身をくまなく系統的に診察していく方法（review of system）もある。

S	Symptom	主訴，症状
A	Allergy	アレルギー
M	Medication	服用歴
P	Past history/Pregnancy	既往歴/妊娠
L	Last meal	最終の食事
E	Events/Environment	受診理由，現場の状況

表1　病歴聴取法「SAMPLE」
上記に加え，家族歴，社会歴，嗜好品も忘れないように心掛けたい。

O	Onset	発症様式
P	Palliative/Provocative	寛解増悪因子
Q	Quality/Quantity	症状の性質と程度
R	Region/Radiation	場所/解散
S	Symptom	随伴症状
T	Time course	時間経過

表2　主訴に対する聴取法「OPQRST」

特定行為を実施する場合には，疾患を診断するのではなく，症状やその病態を判断し，必要な行為とその実施者を決定することになる。

2. 仮説の形成

次に，収集した情報から考えられる仮説を設定する。具体的には，可能性のある疾患や病態，すなわち鑑別すべき疾患を一覧にした鑑別疾患リストを作成する。患者の主訴から思いつく疾患をリストアップしていくが，頭痛や胸痛などの症候別にどのような疾患を鑑別すべきかがあらかじめ記載された鑑別疾患リストを用いることもできる。このリストには少なくとも4～5個の病態や疾患を入れると，誤りのない仮説を形成することができると言われている。

鑑別疾患リストにはどの疾患から確認していくかの優先順位も記載するが，その際，頻繁に起こり得るcommon（典型的）な病気や病態と，見逃すと致死的な結果となるcriticalな（緊急性の高い）もの2つの視点で考える。commonな病気は遭遇する可能性が高いので優先的に確認する意義がある。一方，criticalな病気は後回しにすることができない。優先順位は，こういった緊急性やその他，治療の可能性，次に説明する仮説の検証に必要な検査のメリットやデメリットなどを加味して総合的に考える。

前述したように，特定行為における仮説の形成は考えられる病態のリストを作成してくことになる。引き続き行う仮説の検証を念頭に置きながら，必要なフィジカルアセスメントや医師の指示を受けなければならない検査が必要か等を考え，優先順位を決めていく。

仮説検証

鑑別疾患リストを作成したら，優先順位に従って検証していく。検証は，リストアップされた疾患ごとに科学的な理由づけを行って除外したり（rule out），確定（rule in）したりする作業である。

まず，優先順位の高い疾患から始め，疾患ごとに疑われる大まかな確率（この疾患である確率は～％程度である）を事前の情報を用いて想定する。次いで，焦点を絞った問診や診察，追加の検査を検討し，実施しながら検証を進めていく。この中でも検査については，確実な判断を短時間で行うために，検査の感度や特異度，尤度比など確率論（図2）を用いて考える。

特定行為における仮説検証としては，仮説ごとにどのような行為が適切か，このうち特定行為が適しているものであるかを考察していくこととなるだろう。医師が行うべき状態が想定されるかどうかも検討する。

意思決定

仮説検証を経て診断を決定するが，確定できる場合と暫定的な診断となる場合がある。特定行為の場合は，症状を引き起こしている病態を判断するとともに，特定行為を実施するかどうかを

③ アセスメント,仮説検証,意思決定の演習

	検査陽性	検査陰性
疾患あり	a	c
疾患なし	b	d

・感度
　疾患ありの人で検査陽性になる割合,感度=a/a+c
　感度が高い検査結果(or所見)が陰性であれば,疾患を除外できる。
　検査の感度が低いと疾患のない患者は検査陽性になりやすい。

・特異度
　疾患なしの人で検査陰性になる割合,特異度=d/b+d
　特異度が高い検査結果(or所見)が陽性なら,診断の意義が高い。

感度と特異度は,それぞれの情報(検査や所見など)の重み付けとも捉えられる。

・尤度比(likelihood ratio:LR)
　陽性尤度比と陰性尤度比がある。
　有疾患の患者が検査陽性になる割合/無疾患の患者が検査陽性になる割合の比,
　陽性尤度比=感度/(1-特異度)
　→疾患がない患者に比べ,検査結果が何倍陽性になるのか。

　一方,陰性尤度比の場合は何倍検査が陰性になるのかの指標。
　陰性尤度比=特異度/(1-感度)

検査前の疾患の確率(病歴,診察で推定)に尤度比を利用し,検査後の疾患の確率を変化させる。尤度比が高いと検査の意義も大。
また,正確な病歴聴取と身体診察は検査前の確率を高める。

図2　疾患の確率を変動させる検査の指標

決定することになる。特定行為の実施にあたって重要なのは,積極的に実施をすることではなく,むしろ対象の範囲ではない,または対象の範囲であっても自身が実施すべきでない病状であると判断された場合には,勇気をもって実施しないという決定をする,ということである。

患者を第一に,少しでも迷う状況や懸念事項がある場合は,即座に担当医に相談し指示を仰ぎ,それとともに自身の行った決定をその思考過程とともにプレゼンテーションして,チームの意見を求め,質を高めていこうとする努力が必要である。

③ アセスメント,仮説検証,意思決定の演習

ここからは,実践過程にそって事例を用いて説明をしていく。事例は硬膜外カテーテルからの鎮痛薬の投与を包括指示で行えるかどうかについてのものである。既出の手順書に照らし合わせ,確かめていこう(図3)。

第5章 特定行為研修の活用と実践過程の構造

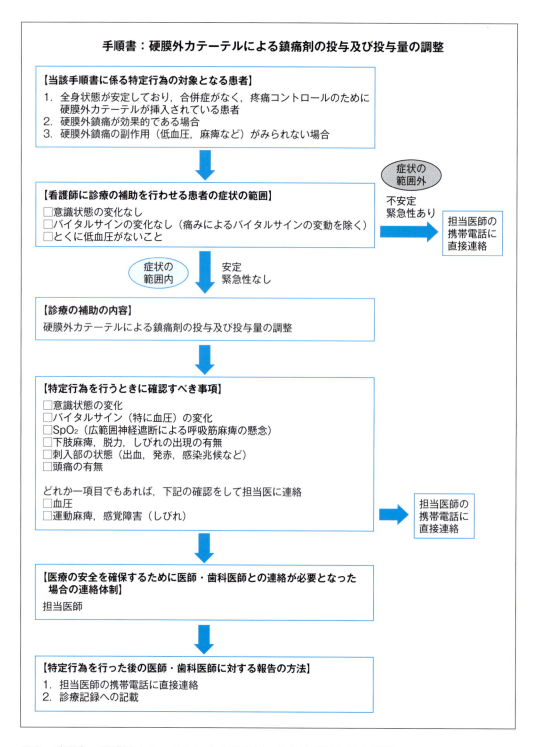

図3　手順書：硬膜外カテーテルによる鎮痛剤の投与及び投与量の調整

(特定行為に係る手順書例集　平成28年2月「硬膜外カテーテルによる鎮痛剤の投与及び投与量の調整」公益社団法人全日本病院協会看護師特定行為研修検討プロジェクト委員会より引用・転載)

③ アセスメント，仮説検証，意思決定の演習

事例1　あなたは市中病院の外科病棟で勤務をしている看護師である。特定行為研修で「創部ドレーンの抜去」，「腹腔ドレーンの抜去」，「硬膜外カテーテルによる鎮痛剤の投与及び投与量の調整」を研修し，院内では周術期管理チームの一員だ。通常の病棟業務に加え，術後早期離床に向けた取り組みの中で術後の疼痛管理やドレーンの抜去等の処置を外科医と共に担っているのが特徴的である。病棟に外科医が不在の場合は，手順書に従い患者が病状の範囲内にある場合に限り，上記3つの特定行為を実施することが許可されている。

患者は50歳，男性。胃癌に対して幽門側胃切除＋ビルロートⅠ法再建術が本日施行された。既往歴はない。術後は特段の症状もなく経過していたが，夜間に入り，あなたが訪室すると上腹部がひどく痛いと訴えてきた。術後鎮痛のために硬膜外カテーテルが挿入されており，局所麻酔薬は電動式PCA（Patient Controlled Analgesia）ポンプで持続的にカテーテルから注入されている。鎮痛剤の使用状況については，持続投与に加え，病棟帰室直後に担当医により硬膜外カテーテルの薬液ボーラス投与が1回実施されている。手術創は剣状突起から臍左側までの上腹部正中にある。ドレーンからの排液の量や色調は問題がなく，悪心嘔吐はなく，数時間前に排ガスがあった。あなたが訪室したときには患者はベッド上に寝ている状態で，苦痛で顔が歪んでいた。

バイタルサインを測定したところ，体温37.2度。意識清明，血圧139/78mmHg，脈拍数84回，呼吸数18回/分，SpO_2 98％（酸素投与なし）だった。現在，緊急手術に対応しているため，外科医は病棟に不在である。

アセスメントと仮説検証による患者の特定と，病状の範囲の確認

　術後の疼痛を訴えている患者だが，硬膜外カテーテルが挿入されており，すでに鎮痛剤が投与されている状態であるので，診療の補助の内容である「硬膜外カテーテルによる鎮痛剤の投与及び投与量の調整」を行う対象として検討していくことのできるケースと考える。

　それでは，まず，患者の特定と病状の範囲を確認していこう。確認にあたっては，共通科目および区分別科目で学んだ知識を総動員して，当該患者のアセスメントをして仮説を検証していく。

　この患者にはある程度の硬膜外鎮痛が効果的であることがわかっており，副作用もみられていない。また，病状の範囲としては意識状態やバイタルサインに異常はない。したがって，疼痛の状態とその他の症状を観察して痛みの原因と合併症の有無を確認し，全身状態が安定しているといってよいかどうかをアセスメントしていく。また，不足している情報があれば，追加で収集する必要がある。

1. 痛みの原因は何か，患者に何が起こっているのかをアセスメントする

痛みの原因としては，疼痛の発症時期と状況からcommonな病態として手術創による体性痛や内臓痛によるものが仮定できる。一方，criticalなものとしては縫合不全，膵液ろうなど消化液による腹膜炎に伴うもの，イレウスや後出血，また急性心筋梗塞も想起される。これらを仮説とし，検証を行っていくため，情報を追加収集する。

2. アセスメントに必要な情報を追加収集し，病態についての仮説を検証する

本事例のような硬膜外麻酔使用患者に対する創部痛の確認ポイントは以下であった。

> **硬膜外麻酔使用患者での創部痛の確認ポイントと方法**
> ① 痛みの場所，性質，強さの確認　→　聞いてみる（問診）
> ② 薬液が硬膜外腔に確実に注入されているか　→　目で確かめる
> ③ 硬膜外麻酔の広がりの評価（冷覚テストの実施）→　調べる

⇒事例の続き
患者へ問診したところ，痛みはズキズキと体表の限局した部分にあり，場所がわかりづらいが体の深いところの痛みではないとの訴えがあった。また，特に体を少しでも動かした際に痛み，その強さはNRSで7/10ということがわかった。

用語解説

【NRS（Numeric Rating Scale）】
痛みの強さを数字で評価する方法のひとつ。考えられる最大の痛みを10，痛みがない状態を0としたときの，0〜10の11段階の数字で患者が痛みの程度を評価する。

この情報からは，「痛みの場所」は手術創のある体表面であり，腹部の中ではないこと，「性質」はズキっと刺すような痛みで，「強さ」はNRSで7/10，特に体を動かしたり大きく息を吸おうとするとさらに痛みが強まることから，内臓痛ではなく局在がはっきりとしている体性痛であるという仮説が形成される。次に，「②薬液が硬膜外腔に確実に注入されているか」を確認する。

⇒事例の続き
患者の硬膜外腔への薬液注入状態について，薬が体に入るまでの流れを順に確認した。

③ アセスメント，仮説検証，意思決定の演習

事例1
確認①：電動式ポンプは正常に作動しているか。
確認②：薬液がつながっている薬液ボトルは空ではないか。
確認③：ボトルへ刺さっている針が抜けてないか。
確認④：薬液のチューブ接続部のコネクトの緩みや外れはないか。
確認⑤：薬液チューブの屈曲やクランプはないか。
確認⑥：薬液チューブと硬膜外カテーテルの接続部の緩みや外れはないか。
確認⑦：硬膜外カテーテルの刺入部の確認，カテーテルの位置異常や薬液漏れがないか。
以上を確認した結果，問題なく薬液は体の中に注入されていることがわかった。

最後に「③硬膜外麻酔の広がりを評価」し，現在の麻酔が効果をあげているかどうかを確認する。この際，痛みを感じる場所は冷たさも感じるという性質を利用して，冷覚テスト（cold test）が用いられる。

事例1
⇒事例の続き
アイスパックを患者の創部下側に当てると傷の左右とも冷覚はなく，足側に向かってアイスパックをずらしていくと鼠径部まで左右の冷覚はなかった。一方，頭側にアイスパックをずらしていくと創部中央から頭側は左右ともに冷覚があった。

 用語解説

【冷覚テスト】
　アルコール消毒綿やアイスパック（保冷剤）など，冷たさを感じるもので患者の創部周辺を触れる。はじめに手や腕などに触れ，基準となる冷たさを感じてもらうと，患者自身が感覚の差を感じやすい。脊髄から体幹や四肢の神経が出ているが，皮膚表面の感覚は各脊髄分節に分布しており，皮膚分節と呼ばれる（図4）。

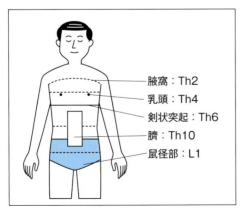

図4　皮膚分節

Th：胸椎，L：腰椎。
手術創：正中，
水色部分：本事例で冷覚を感じない範囲。

冷覚テストの結果，創部周辺について，患者が冷覚を感じない部位と痛みを感じない部位とが一致しているので，硬膜外麻酔が効果的に投与されていないという仮説は棄却できる。最後に，痛みの性状からは想定しにくいものの，急性心筋梗塞を確実に除外するために，念のため12誘導心電図の測定を行う。

⇒事例の続き
患者の12誘導心電図の結果に異常はなかった。

以上の情報より，仮説として挙げていた中でcriticalな状況は否定的であり，排液や排ガス等の情報からも，出血や縫合不全，イレウスの可能性は低いと考えられる。したがって，commonな病態である創部痛による腹痛と暫定的に判断できる。

3. 仮説検証に基づき，対処方法として特定行為を実施するかどうかを意思決定する

次に，特定行為を実施するかどうかを決定するために，対応方法を複数想定し，それぞれの適応を検討しながら，特定行為が最も適切かを決定していく。

事例の場合には，痛みが上腹部手術創の体性痛と判断でき，強い痛みであるため早期対処が望ましく，硬膜外麻酔は効果的な鎮痛手段と考える。また，薬液の投与経路や刺入部に問題はなく，冷覚テストによれば左右差はなかったが，硬膜外麻酔の効果は腹部の上下への広がりは狭かったため，硬膜外麻酔は効いてはいるが広がりが今ひとつと考えられる。このため，硬膜外カテーテルより局所麻酔薬をボーラス投与する方法が適切と判断できる。

ただし本事例とは異なり，麻酔効果の左右差が大きいような場合には，カテーテルの位置調整や硬膜外のカテーテル再挿入が必要となることがあり，手順書で決められている連絡先である担当医師へ連絡する。

術創の体性痛に対する鎮痛方法とその適応

1. 硬膜外への薬液ボーラス投与（研修を修了した看護師）
    ←手順書に記載された対象となる患者および病態の範囲
2. 硬膜外カテーテルの位置調整，入れ替え（担当医師）
    ←麻酔効果の左右差が大きい
3. 硬膜外PCAポンプの設定変更（持続投与量やドーズ量の増量）（担当医師）
    ←上記1で効果のない場合，等
4. 硬膜外麻酔以外の鎮痛薬の使用（経静脈，経直腸，経口投与）（担当医師）
    ←上記1～3に該当しない，または効果がない場合，等
5. IV-PCAへの鎮痛手段変更（担当医師）
    ←上記1～3に該当しない，または効果がない場合，等

③ アセスメント，仮説検証，意思決定の演習

 用語解説

【ボーラス投与】
　一度に比較的多量に薬液や試薬を注入する方法。

　ここまでアセスメントし仮説を検証した後，実際に特定行為を行うかどうかについて決定するため，手順書の規定に沿って，当該患者は対象となるのか，病状の範囲はどうかを整理する。

【対象となる患者】
1. 全身状態は安定しており，合併症がなく，疼痛コントロールのために硬膜外カテーテルが挿入されているため，対象となる。
2. 硬膜外鎮痛が効果的であると判断されるため，対象となる。
3. 硬膜外鎮痛の副作用（低血圧，麻痺など）がみられないため，対象となる。

【病状の範囲】
　病状は，意識状態，および低血圧を含めバイタルサインの変化がないため，範囲である。

　上記の過程により図3手順書にある【診療の補助の内容】「硬膜外カテーテルによる鎮痛剤の投与及び投与量の調整」を行うことと意思決定する。

手順書に基づく実施体制の確認と実施

1．連絡体制を確認する

　次に【医療の安全を確保するために医師・歯科医師との連絡が必要となった場合の連絡体制】を確認する。医師等に連絡が取れる状態が整っていなければ，他のすべてが適応であっても特定行為を実施することはできない。

 ⇒事例の続き
事例1
　担当医師は緊急手術に対応しているため病棟に不在であるが，緊急の要件は手術の助手に入っている医師に連絡するよう指示がある。

　本事例の場合には連絡すれば対応が得られる状態にあることがわかる。このため，予定通り，鎮痛剤の投与を行う。投与する薬剤および量については，この患者に対する指示書または患者リストが明記された包括指示等を確認する。

> **事例1 ⇒事例の続き**
> 当該病棟の包括指示によると，術創部痛に対する硬膜外カテーテルからの鎮痛剤投与は1％メピバカイン5mLをボーラス注入するようにとある。

上記の包括指示に添付された患者リストに当該患者の氏名があることを確認し，1％メピバカインを5mL注入することした。

2. 特定行為を実施し，確認を行う

実施中と実施後には，手順書に記載されている【特定行為を行うときに確認すべき事項】を参照しながら，確認をする。実施の際には，確認すべき項目とタイミングとを表示した記録様式を準備して，観察結果を速やかに記載できるように，血圧は「投与直前：（　）mmhg，投与直後：（　）mmhg，投与10分後：（　）mmhg」としておくとよい。

この事例の場合には，硬膜外刺入部の出血や熱感，腫脹，薬液漏れなどに問題がないことを確認して，薬液を注入する。確認すべき事項にそって，意識状態の変化や頭痛の有無，呼吸の異常などを確認しながら注入を終え，改めてバイタルサイン等の確認をする。

一般に薬液注入開始後10分間は患者から離れるべきではない。副作用の初発の症状は処置開始5分以内に始まっていることが多いからである。また，予想を超えた反応や副反応，ヒューマンエラーによる誤薬など不測の事態が起こる可能性も拭えない。確認項目で該当するものが現れたら即座に手術室にいる担当医師に連絡を入れる。少しでも気になる点があれば，連絡は躊躇せず行う。症状がなくても，違和感があれば観察を続けることが必要である。

なお，手順書の【特定行為を行うときに確認すべき事項】に実施中・後の観察内容として記載されている内容は，行為の効果やリスクを具体的に表したものである。もし想定されるリスクが実際に起こった場合に対応できない可能性があるのであれば，実施前の段階で，医師に連絡し相談をする必要がある。

3. 特定行為実施後の医師への報告方法

鎮痛効果とその効果範囲の評価は直後から継続的に観察し，結果を医師に報告する。

> **事例1 ⇒事例の続き**
> 硬膜外への薬液ボーラスの結果，薬液投与15分後には患者から痛みの訴えはなくなり，体動時のNRSは0/10となった。冷覚テストでは先ほど冷覚があった創部中央から上部，乳頭付近まで冷覚はなくなっている。

加えて，結果に基づく判断も伝えられるとよい。この事例の場合は，麻酔範囲が広がるか試

み，範囲が広がるようであれば，持続注入されているベースの薬液投与量を増やすことで麻酔の効果範囲の広がりが保てる可能性が高いというようなことである。

> **事例1** ⇒事例の続き
> 　以上から，薬液の投与量を増やせば硬膜外麻酔は創部をカバーする範囲に広がると判断し，特定行為実施の旨とその後の評価を担当の外科医師に電話連絡した。また，その際，医師へ相談し直接指示の上，電動式PCAポンプの持続投与量を増量し，PCAボタンを適宜プッシュするよう再度患者に指示することになった。
> 　患者の痛みは落ち着いたため，薬液投与後の評価と実施内容をカルテに記載した。その後は患者の痛みの訴えはなくなり翌日からは歩行もできている。

　包括指示での特定行為実施後は，診療記録への記載と共に担当医師への連絡など実施後の手順が定められているため，具体的にはその施設ごとの要項に従って行う。

4. 特定行為実施後の評価

　実践過程として明記はされていないが，実施後に評価を行うことは重要である。アセスメントや仮説検証が適切であったか，技術はどうか，および手順書の内容等について点検し，必要に応じて改善していけるようにする。

　加えて，意思決定のプロセスや実施におけるチームワーク，倫理的な側面，コンサルタントを受けた場面等についても評価し，チーム医療が効果的に実践されたかどうかも検討することが，さらなる質の高い実践を目指してくためには不可欠である。

参考文献
・福井次矢, 他(監). ベイツ診察法 第2版. 2015年, メディカル・サイエンス・インターナショナル.
・野村英樹. やさしい臨床推論とその指導法. 日内会誌. 2008；97：1717-22.
・小早川義貴, 小井土雄一. 救急・災害医療における臨床推論の実際. 理学療法ジャーナル. 2016；50：1005-12.
・北島政樹, 他(編). 保健医療福祉のための臨床推論：チーム医療・チームケアのための実学. 2016年, 朝倉書店.
・吉田 奏(編), 宮坂勝之(監). 周麻酔期の手術看護. 2015年, 日総研出版.

④ 特定行為研修のアウトカム

　特定行為研修を修了すると認定証が与えられ，研修した区分についての特定行為を行ってよいことになる。したがって，認定を与える機関は，研修者が確かにその認定にふさわしい知識

と技能を得たということを保証しなければならない。そのため，特定行為の指定研修機関には研修者が受講した事実を記録し証明するとともに，研修者の到達度，すなわちアウトカムを適切に評価し，報告することが求められる。

　特定行為研修のアウトカムは，各科目の履修成果，すなわち履修目標をどの程度達成できたかを確認するために，筆記試験その他の適切な方法により評価されることとなっている（表3・4）。ここでいう適切な方法とは，科目ごとに指定された筆記試験，実技試験，各種実習における観察評価と，研修全般にわたって記載していくポートフォリオによる評価のことを指している。

表3　科目ごとの到達目標（例）

区分	到達目標
共通科目	・多様な臨床場面において重要な病態の変化や疾患を包括的にいち早くアセスメントする基本的な能力を身につける。 ・多様な臨床場面において必要な治療を理解し，ケアを導くための基本的な能力を身につける。 ・多様な臨床場面において患者の安心に配慮しつつ，必要な特定行為を安全に実践する能力を身につける。 ・問題解決に向けて多職種と効果的に協働する能力を身につける。 ・自らの看護実践を見直しつつ標準化する能力を身につける。
区分別科目	・多様な臨床場面において当該特定行為を行うための知識，技術及び態度の基礎を身につける。 ・多様な臨床場面において，医師又は歯科医師から手順書による指示を受け，実施の可否の判断，実施及び報告の一連の流れを適切に行うための基礎的な実践能力を身につける。

（厚生労働省平成27年医政発0317第1号より引用）

表4　共通科目の評価方法

科　目	評価方法
臨床病態生理学	筆記試験
臨床推論	筆記試験／各種実習の観察評価
フィジカルアセスメント	筆記試験／各種実習の観察評価
臨床薬理学	筆記試験
疾病・臨床病態概論	筆記試験
医療安全学	筆記試験／各種実習の観察評価
特定行為実践	筆記試験／各種実習の観察評価

（厚生労働省平成27年医政発0317第1号より引用）

筆記試験

筆記試験には，設問に対する解答が選択肢で示されて，この中からひとつまたは複数を選んでマークシート等に解答する多肢選択法による試験や，設問に対して指定された文字数内で解答を記載するような記述式がある。筆記試験は研修機関が作成する。特定行為研修では評価として，専門的な知識とともに臨床的な判断能力の獲得状況が測られるので，関連の専門用語の理解を問うような問題や，事例の状況に対するアセスメントや，どのような職種とどう協働すべきか，といったことが問われることが想定されるだろう。

実技試験

実技試験は区分別科目の評価において，実際の患者に対する実技を行う実習の前に実施されることになっている。区分別科目では身体所見や検査結果の確認，特定の行為や器械の操作といった演習を行う。これらの演習で獲得した技能や態度については，筆記試験では評価しきれない。そのため実技による試験が行われるが，実技試験は試験官が観察して評価する形式であるので，試験官によって観察項目や評価基準が異なるようなことがあれば，不公平が生じるだけではなく，アウトカムとして保証されない。そのため，特定行為研修ではOSCE（objective structured clinical examination：臨床能力評価試験）という形式の試験を行って客観的に評価をする。OSCEは評価すべき領域と項目および評価基準を明示した構造化された評価表を用いること，および指定研修機関および実習を行う協力施設以外の医師，歯科医師，薬剤師，看護師，その他の医療関係者を含む体制で行うこととされている。

また，技能や態度を確認するためには，できる限り実際の状況を模したセッティングが望ましいため，現実に近いシミュレーション人形等の装置や，訓練された模擬患者（standardized patients：SP）を導入して実施されることもある。

 用語解説

【OSCE（Objective Structured Clinical Examination：オスキー）】
客観的臨床能力試験のことで，筆記試験では評価しづらい判断力・技術力・マナー等の習得を評価する方法。実際の臨床状況を模した課題ブースが設けられ，患者の面接や診察を行い，これに基づき適切な判断やケアが行えるかどうかを基準に評価される。

実習における観察評価

実習の評価は，実技と同様に観察による評価で行われる。実習評価は実際の臨床現場で行われるので，対象となる患者や状況を一定にすることができない。そのため，客観性を保つため

OSCEと同様に構造化された評価表を用いることとされている。評価表を用いた実習評価にはDOPS（direct observation of procedural skills），Mini-CEX（mini-clinical evaluation exercise），CbD（case-based discussion）等の方法があり，研修機関がそれぞれ検討し採用する。

　まず，DOPSは，実際の患者に行為を実践している場面を直接観察し手技の評価を行うものである。たとえば区分別科目の呼吸器関連の場合には，実際の患者に気管カニューレを交換するところを見て，その手技を評価者が評価表に基づきチェックする。

　Mini-CEXでは，評価者が研修者の手技だけではなく，患者や協働すべき医療チームメンバーとのやり取り全般を観察し，評価表に基づき評価をする。たとえば，気管カニューレを交換する前に医師に確認をするやりとりや，患者への説明，実際の交換手技，交換中と後の観察に基づく判断とその報告の仕方等が観察の対象になる。

　CbDは，問題解決能力をみるもので，評価者等が参加する検討会において，研修者が担当した患者へのケアに関するプレゼンテーションと質疑応答を行って評価するものである。たとえば，患者の疾患がどのようなもので，どのような根拠をもとに気管カニューレの交換が必要と判断したのか，カニューレ交換に際しては何が留意点であり，実際に交換した結果とそのアセスメント等について報告し，評価者からの質問に対して適切な応答やディスカッションができるかどうかをみていく。

　いずれの方法でも10〜15個くらいの評価項目における評定尺度と自由記載を用いて評価を行い，それを研修者にフィードバックするという形式をとる。なお，観察評価では，「指導監督なしで行うことができる」レベルと判定されることが合格の基準として求められている。

ポートフォリオによる評価

　ポートフォリオとは研修の目標や計画，実際に行ったこと，筆記試験や実技試験等の結果，および折々に指導者から得た評価や自己評価等を記載した記録である。内容や様式は研修機関がそれぞれ策定することになっているが，実習での患者や医療チームメンバーとのやり取り，一緒に学んでいる研修生とのディスカッション，その他，研修で強く印象に残った体験等を記載することもある。ポートフォリオを見れば，研修生が取り組んできたことや成果，その中でどのようなことを考え，感じてきたのかがわかるようになっている。

　特定行為研修では，このポートフォリオを指導に用いて研修者の達成状況や課題を確認・検討し，研修者自身の振り返りを促すことが推奨されている。

　ポートフォリオとは学習の記録であり，評価の根拠となるものである。特に実習については前述したDOPS等に加えて，ポートフォリオが重要な評価根拠として用いられる。

④ 特定行為研修のアウトカム

 用語解説

【ポートフォリオ：portfolio】
　元々は「書類入れ」を意味する言葉。特定行為研修でいうポートフォリオは，目標に照らした学習の経過や成果を学習者自身と指導者，管理者等が共有し総合的に評価できるようにまとめておくもののことである。ポートフォリオの内容には，学習過程で残したレポートや試験，作成した成果物，指導者からもらったコメント等が含まれる。

評価項目・指標

　評価の項目は，筆記試験，実技試験，実習における観察評価のいずれも研修機関で評価項目を定め，客観的で適正な評価が行われるように準備することになっている。したがって，各研修機関は，各科目の到達目標を検討し，項目として整理している。このように評価項目は研修機関が独自に設定することとなっているが，特定行為研修の到達目標として示されている包括的なアセスメント，治療の理解とケアの実践，特定行為の安全な実践，問題解決に向けての協働，看護実践の標準化能力，手順書に基づく特定行為の実践等が評価の視点となるだろう。

　評価項目は，評価のためだけではなく，講義や演習，実習の際に学習すべき重要な内容を示したものでもあるので，目標として常に意識して学習し，振り返り，より効果的に学習を進めるための視点として活用するとよい。

特定行為研修の評価と改善

　特定研修の評価は，研修者が求められる成果に到達したかどうかということと共に，研修そのものが適切なものであったかについても確認される必要がある。この評価のため研修機関は評価委員会等を設置することが義務付けられている。研修の適切さは，その仕組みと実施過程，および研修者以外の関係者に与えた影響等も評価の対象となる。

　特定行為研修はその質が保証されるべきものだが，同時に始まったばかりの制度である。研修の企画や運営に参加した人々や修了者が制度を評価し，より趣旨に沿ったものに改善していく必要がある。その際，研修修了者が研修後に示す長期的な成果も大切である。研修制度と修了生が医療を必要とする人々のニーズにいかに応えていくかが注目されている。

索 引 INDEX

欧文

NRS 86
OSCE 93,94

あ

アウトカム 54,55,56,57,58,91,92

い

インフォームド・コンセント 64,65,67
医療スタッフ 36,38,39
医療チーム 37,38,39,53,94

か

管理栄養士 37,39
看護師等の人材確保の促進に関する法律 63

き

急性期 37,39
共通科目 12,13,15,92

く

区分別科目 12,14,15,92,93

け

計画立案 55,57,80

こ

告知 67
コンサルタント 53,54,57
コンサルティー 53,54,55,56,57,58
コンサルテーション 53,54,55,57,58

さ

在宅 8,11,49

し

指定研修機関 15,16,60,61,92,93
事務職員 36,38
受講者 12,15,74
受講方法 12
情報収集 55,57,58,81
助産師 37,60
診療放射線技師 38

せ

制度創設 10,11
制度の目的 8

た

多職種協働 14,39,53

ち

チーム医療 10,12,15,36,37,39,52
地域における医療および介護の総合的な確保を推
　進するための関係法律の整備等に関する法律
　... 61

て

手順書 8,60,62,72,73,74,75,76,77

と

到達目標 15,92,95
特定行為区分 9,12,60

ふ

フォローアップ 55, 58

ほ

ポートフォリオ 94, 95
ボーラス投与 88, 89
保健師助産師看護師法 60, 61, 62, 63

ま

慢性期 43

り

リハビリテーション 37
臨床検査技師 38
臨床工学技士 38

れ

冷覚テスト 87

や

薬剤師 37, 39

Memo

Memo

看護師特定行為研修 共通科目テキストブック

特定行為実践

定価 本体3,500円（税別）

2019年6月28日　初版第1刷発行Ⓒ

編　著	北村　聖／宮本千津子／大西　淳子
発行者	松岡光明
発行所	株式会社メディカルレビュー社

〒113-0034　東京都文京区湯島3-19-11 湯島ファーストビル
　　　　　　電話／03-3835-3041（代）
編集部　電話／03-3835-3043　FAX／03-3835-3040
　　　　E-mail／editor-3@m-review.co.jp

販売部　電話／03-3835-3049　FAX／03-3835-3075
　　　　E-mail／sale@m-review.co.jp

URL　http://www.m-review.co.jp

●本書に掲載された著作物の複写・複製・転載・翻訳・データベースへの取り込みおよび送信（送信可能化権を含む）・上映・譲渡に関する許諾権は(株)メディカルレビュー者が保有しています。

● JCOPY ＜出版社著作権管理機構 委託出版物＞
本書の無断複写は著作権法上での例外を除き、禁じられています。複写される場合は、そのつど事前に出版社著作権管理機構（電話：03-5244-5088, FAX：03-5244-5089, e-mail：info@jcopy.or.jp）の許諾を得てください。

印刷・製本／ツクヰプロセス株式会社
乱丁・落丁の際はお取り替えいたします。

ISBN 978-4-7792-2149-1　C3047　¥3500E